饮食术2

实践宝典

（日）牧田善二 **著**

肖　爽　梁永宣　朱丽颖　尹名玥 **译**

全国百佳图书出版单位
中国中医药出版社
·北 京·

ISHA GA OSHIERU SHOKUJI-JUTSU 2 JISSEN BIBLE

by Zenji Makita

Copyright © 2019 Zenji Makita

Chinese translation rights in simplified characters © 2021 by China Press of
Traditional Chinese Medicine Co. Ltd.

All rights reserved.

Original Japanese language edition published by Diamond, Inc.

Chinese translation rights in simplified characters arranged with Diamond, Inc.
through Japan UNI Agency, Inc., Tokyo

中文简体字版权专有权属中国中医药出版社所有

北京市版权局著作权登记

图字：01-2021-2375 号

图书在版编目（CIP）数据

饮食术 . 2，实践宝典 /（日）牧田善二著；肖爽等译 . —
北京：中国中医药出版社，2021.10
ISBN 978-7-5132-7173-8

Ⅰ . ①饮… Ⅱ . ①牧… ②肖… Ⅲ . ①饮食营养学—
基本知识 Ⅳ . ① R155.1

中国版本图书馆 CIP 数据核字（2021）第 186219 号

中国中医药出版社出版
北京经济技术开发区科创十三街 31 号院二区 8 号楼
邮政编码　100176
传真　010-64405721
河北品睿印刷有限公司印刷
各地新华书店经销

开本 880×1230　1/32　印张 9　字数 190 千字
2021 年 10 月第 1 版　2021 年 10 月第 1 次印刷
书号　ISBN 978 - 7 - 5132 - 7173 - 8

定价　69.80 元
网址　www.cptcm.com

服 务 热 线　010-64405510
购 书 热 线　010-89535836
维 权 打 假　010-64405753

微信服务号　zgzyycbs
微商城网址　https://kdt.im/LIdUGr
官 方 微 博　http://e.weibo.com/cptcm
天猫旗舰店网址　https://zgzyycbs.tmall.com

如有印装质量问题请与本社出版部联系（010-64405510）
版权专有　侵权必究

本书的饮食法和治疗法均以至 2019 年 7 月为止笔者认为最可信的资料为依据进行介绍。内容针对一般读者，因此无法保证符合每位读者的需求。具体实施时请务必向医生或附近的医疗机构咨询，责任由您个人承担。

前　言

那种吃法真的正确吗?
流传在街头巷尾的奇怪依据

当今是前所未有的信息化社会。也正因为如此，即使是关于"为了健康吃什么为好"这样一个极其重要的话题，人们也都可以自由发表各自的看法。因此，在这些各抒己见、形形色色的发言中，包含着大量不可靠信息，就像那些网络上的虚假新闻一般。

其中有一些人，原本一无所知，却装扮成专家；还有一些人，到处散布错误信息，令那些原本非常认真、真正考虑自己及家人健康的人不堪其扰。

这些不可靠的信息层出不穷，但没有人能做到一一检验其真伪并加以纠正。处在当今这个时代，能否不被这样的潮流所吞噬，抓住真正有价值的信息，只能依靠每个人自己。

您也可能误解了一些关于健康的知识。在这里我举几个典型的例子吧!

"吃肉会增加患心肌梗死和脑梗死的风险"。
"控制糖类摄取会缩短寿命"。

"控制糖类摄取不适合日本人的体质"。

"注意选择低脂肪的饮食能够长寿"。

所有这些论调都已经被最新的科学研究证伪了。但遗憾的是，至今还有很多人对这些说法坚信不疑。因为他们大多会使用貌似正确的措辞说：那些说法"有科学依据"。

的确，在这些信息中，有的也引用了医学论文，有的还提供了具体数据，难怪有些人虽然已具备饮食知识，也会做出错误判断。

然而，这里有一个巨大的陷阱。假如那些论文内容本身早已被其他论文证伪了，或是其中隐藏着"缺乏可信度的数据"等这样的负面要素，结果会怎么样呢？在"有科学依据"这一极具魅力的语言背后，巧妙地隐藏着我们看不到的现实。

其实，那些基于证据的论文也是良莠不齐，因为世界上可信度高的论文不过是凤毛麟角。

即使是现在，仍然还有人被"肥胖的原因在于高热量的饮食"等错误理论所禁锢，这一理论在许多先进国家早已成为过去式。还在相信它的人真的应该好好核实一下这些信息的来源了。

详细内容将分别在本书的各个章节具体阐述，您被那些不经意之谈所误导的要因，大致有以下 3 点：

①专家不学习新知识或是为了自己方便。

②资本主义社会的企业理论。

③消费者自身的固定观念和"想当然"。

以上这 3 个因素参错重出，导致很多人吃下了本以为"好"、实则对身体有害的东西。

判定为"正确"的依据不可靠
专家们的指导错误百出

无论是医生、营养师，还是健身教练，这些人本应该为人们的健康做出贡献，可是其中一些人却在电视、杂志、网络上毫无顾忌地介绍着有关饮食的错误信息。

我想他们并没有恶意，他们只是认为"自己介绍的信息是正确的"。但是，那个判定"正确"的依据是站不住脚的。

比如，有些人引用医学论文来说明某事，但真正能把那篇论文从头到尾完完全全读懂的究竟能有几位？如果没有相当高水平的专业知识和英语能力，那是根本做不到的。

因此，难免就会出现很多错误解读，有时还会推论出与真正的论文内容相去甚远的理论。他们只关注对自己有利的部分，夸大其词地解释介绍，甚至漏掉了其中真正重要的内容。

实际上，近几年来我了解到许多关于饮食和健康的信息，很多新证实的事令人瞠目。那些可信度高的医学论文，所发表的研究结果也是五花八门。迄今为止认为是常识的事接二连三地被推翻。本书将详细介绍这些新的事实。

我现在在东京银座开了一家糖尿病专科诊所。因为是糖尿病内科医生，所以我的职业看上去不会像心脏外科医生那么酷。但是，从另一角度来讲，我可以自豪地说，在学习方面我付出的努力不会输给任何人。

我的兴趣就是纤细无遗地研读全世界发表的最尖端医学论文，而且我认为，通过研读论文会获取新知识，我的责任就是将其应用于患者的治疗中。

我本人曾作为第一作者，在世界顶级的 *New England Journal of Medicine*（《新英格兰医学杂志》）、*Science*（《科学》）、*Lencet*（《柳叶刀》）等杂志上发表过论文[*1]。

我在美国留学期间，曾沉浸于名为 AGE（晚期糖基化终末产物）的促进老化的物质的研究。测量血液中的 AGE 曾被认为"是绝对不可能的"，但我成功地实现了这一目标，并将研究结果发表在世界顶级期刊上。

我不仅仅是一个临床医生，还作为研究者在大学里从事了很长时间的研究工作。基于这些经验，我能够准确地辨别出众多研究论文水平的高低、优劣程度与价值几何，并做出准确的判断。在此基础上，将严格筛选出的值得信赖的信息，通过本书传达给您。

食品制造商想隐藏对其不利的事实
"企业理论"本来和健康无关

关于食品和健康的不靠谱信息，自古就多有传言，有的已是难寻源头的"都市传说"。

---

*1：文献出处统一见书末，下同。

"○○具有预防癌症的功效"。

"只吃 ×× 就可以瘦身"。

通过这些信息的传播，○○或者 ×× 就会大卖，甚至超市的货架都会被一扫而空，导致商品脱销。想必也会有人因此而大赚一笔吧！

实际上，即使不能预防癌症、没有瘦身效果，但是由于难以证明"无效"这一事实，所以这些不靠谱的信息往往都会被漠然置之，无人纠正。而那些发现自己"被忽悠了"的消费者，也觉得反正不一定对身体有什么伤害，于是就不会发什么牢骚，结果就这样不了了之了。

但是，"对身体也不会有什么伤害"的说法，说到底只是短期的评价。如果长期偏重摄入某种单一食材或保健品，很难预料会造成什么后果。

不仅如此，有些东西即使是短期食用也会对身体有害，所以还是不吃为妙。市面上有很多这样的东西，只是那些对企业不利的事实被巧妙地隐藏起来了。

比如，防腐剂貌似为了"防止消费者吃到腐坏的食物而危害健康"，但其实最大目的是为了方便食品厂商的库存管理。他们使用防腐剂，是想让生产出来的东西尽可能长时间销售，至于消费者的健康则是放在次要位置的。

而且，为了让消费者"吃了还想再吃"，从而反复购买其商品，厂家在研发商品的时候下了很大"功夫"。其中最为有效的就是大量使用糖类，创造出更多的糖类上瘾者。很多职场人士就堕入了这个完美的圈套。

当然，食品制造商也不希望消费者得病，他们只是单纯地在贯彻"增加利润"这一企业理念。

只要否定大米，日本人就容易情绪激动
难以轻易改变的思维定式

我们所生活的社会，拥有自由等很多优秀的方面。但是，另一方面，真假难辨的信息也大行其道，因此，如何解析、辨其真伪也只能由我们自己负责。关乎自身身体健康的饮食问题，也只能由您自己来认真考虑。

在这种情况下，消费者却难以摆脱自身错误的思维定式，陷入错误之中无法自拔，这也是极大的瓶颈。

普通人的想法难免偏颇，总觉得"自己相信的事情是正确的"，因而被这种想法牵绊。无论是谁，要承认"自己一直相信的事情是错的"，那都是很痛苦的事。

关于肥胖、糖尿病等生活习惯病的原因，每当我向人们说明"真正的元凶不是脂肪，而是碳水化合物"的时候，有些人的反应就会非常情绪化，我想也是这个原因吧！

有些人对"日本人最适合吃大米""肉、油脂最好少吃"等观点深信不疑。对这些人来说，即使告诉他们"其实是完全相反的"，他们也很难接受。

但是，想要让自己的膳食真正能够健康合理，就要从这些固

有的想法中摆脱出来，抛弃原有的错误做法，选择真正值得信赖的信息，摄取对健康有益的食品！早日弃旧图新才是明智之举！

为了健康须拥有"饮食的基本能力"
正确看穿医学上不可能有的"功效"

为了健康长寿，须具有判断民间流传信息正确与否的能力，需要您冷静应对，而不感情用事。具有"饮食的基本能力（确切理解、判断的能力）"，这是十分必要的。而掌握这种基本能力，就需要依靠"生物化学"。

生物化学是研究人体内部各种物质的合成与分解代谢机制，通过被称为"龟甲"的化学结构式来解析难题的枯燥乏味的学问，但我非常喜欢。当然，我没有请诸位读者也要掌握这门学问的意思。

我只是希望您不要仅凭"感觉"来进行判断，而要把立足点放在生物化学可以证明之处。

下面举例说明一下。

现在，颇受大众喜爱的保健品中有胶原蛋白。许多人认为服用胶原蛋白就可以"令皮肤重返青春，滑润而富有弹性"等，这就是一种仅凭感觉的想法。

实际上，生物化学已经证实，服用这些产品"不可能对肌肤有效"。

之所以这样说，是因为胶原蛋白在消化、吸收的过程中会转化为氨基酸，就是普普通通的氨基酸，它不可能直接滋养到皮肤。而且直接涂抹在皮肤上，也不会被吸收。即使缩小分子量能够被吸收，那也不可能作为肌肤的胶原蛋白来被利用。

胶原蛋白（蛋白质）都是在人体内部合成的。

同理，"令我们变胖的不是脂肪而是碳水化合物"，如果了解生物化学，这一点也就很容易理解了。不过，很多人跟着感觉走，想当然地认为"吃脂肪会发胖"。

本书将把基于生物化学的分析说明加入各个章节中。在此基础上，运用最新的、值得信赖的数据和我的临床经验向诸位介绍现阶段我能想到的"最强饮食术"。

基于研究 × 临床 × 数据、符合医学原理的正确饮食

何谓符合人类 DNA 的自然饮食方法？

我是糖尿病专科医生，治疗了 20 万人次以上的病患，同时我又一直作为一名研究者从事着研究活动。拥有"研究者 + 临床医生"的双重身份，同时站在不同立场，我的强项就是，既具有生物化学的知识和最新的信息读解能力，又可以得到来自患者们的庞大实证数据。

最终，医疗是个别具体的案例，真诚地面对每一位患者至关

重要。即使套用那些平均数值计算出统计数据，也无法拯救人的生命。

就像这样，在长期接触病情各异的患者过程中，我学到了很多东西。这也使我的研究精度不断提高。可以说，始终是"头脑中的道理"和"眼前的实际"互相摩擦碰撞，在探索中找到"正确答案"。

这样的我所思考出来的"符合医学规律的正确饮食方法"，就是"符合人类 DNA（基因）的自然饮食方法"。

你我体内的消化、吸收机制，是自人类诞生之时继承至今的，并且与当时毫无二致。

我们的祖先在 250 万年间，有十多万代人以狩猎、采集为生，之后才掌握了农耕技术。在农耕开始以来约有 600 代人，而工业革命后不过只有 10 代人而已。

当然，与远多于 10 万代的人们相同，他们一直摄取的食物，才应该适合我们的身体。

但是，现代人却以农耕后"短期内"掌握的饮食生活为依据。不仅如此，"距今最近"的 10 代人，大量摄入工业化产出的非天然加工食品。我认为，这就是很多疾病的根本原因。

对于近些年刚刚诞生的快餐、点心及便利店食品等存在着对身体健康的危害，却很少听到批判声音。

不知为什么，许多人在头脑里认定农耕后的饮食生活是"符合人类的健康饮食"。

但是，600 代和 10 代并没有什么大区别，都属于"近期"。

重要的是，应重新审视历经 10 万代仍被继承下来的饮食到底是什么样的内容。具体来说，我认为应该属于接近绳文时代人们的饮食。

当然，我们不可能完全与绳文时代的人相同。但至少应该减少由农业加工获得的碳水化合物和产业革命后出现的非天然加工食品。

我的这一主张是通过研究提出的所谓假说，但临床患者们完美地为我验证了假说的合理性。只要您通过追踪我的患者数据，便可明确了解。减少摄取碳水化合物和非天然加工食品，就可以获得健康。

也就是说，"大脑中的理论"与"眼前的现实"，完美地呈现出了一致的答案！我想把这个事实告诉各位读者！

从饮食到体检、治疗，本书 1 册全方位覆盖
以最尖端研究为基础的终极版健康之书

本书为了让大家掌握"符合人类 DNA 的自然饮食方法"，将按照以下流程解释说明。首先从不同食材出发，分门别类地介绍饮食方法，然后介绍血糖值的管理方法，之后介绍疾病的早期发现及合理治疗的方法等。本书囊括了方方面面的知识，是一本终极版健康之书。

序章 "正确饮食"的真容

为什么错误的饮食信息会广为流传？真相被歪曲的原因究竟在哪里？我们应该朝着怎样的"正确"方向努力？本章将为您一一解析。

第 1 章 街谈巷议的"饮食都市传说"

街头巷尾到处流传着关于饮食方面不靠谱的奇怪信息和都市传说，本章将举出具体事例，并为您分析其谬误所在。您可以把它作为纠正误解及思维定式的依据。

第 2 章 "三大营养素"的摄取方法

本章将从生物化学的视角为您说明如何摄取三大营养素会更好。关于到底应该摄取多少碳水化合物、脂质、蛋白质等问题，也许有必要从根本上修正您以往的想法。

第 3 章 "各种食材"的食用方法

本章将具体阐述使不同食材发挥最佳效果的食用方法。您可以从自己能付诸实践的内容开始尝试。

第 4 章 "血糖值"管理法

为了维持健康而存在的最大指标就是"血糖值"。本章将说明如何不让血糖值大幅度波动，以及通过饮食来管理好血糖值的方法。

第 5 章　与"最新医疗"的相处方式

无论您怎么小心,"永远不得病的饮食方法是绝对不存在的"。以此为前提,本章将向您介绍早期发现及治疗关乎生命的重大疾病等最新、最好的方法,以便请您及时获得与医疗相关、不断进步的新见解、新知识。

本书可以说是得到广大读者支持的《医生亲授饮食术——最强教科书》(中文译名:《饮食术——风靡日本的科学饮食教科书》,2020 年 10 月由中国中医药出版社出版)一书之续篇。第一部出版后,许多读者纷纷咨询"具体该吃什么、怎么吃",针对读者的这些问题我决定出版本书。书中内容丰富,融入了各种食材的具体食用方法,以及马上可以实施的方法等。

我很希望您在阅读本书时能从开篇读起,以加深对饮食的理解。不过,您如果想着重了解实践方法,也可以从第 3 章开始阅读。

为了使本书内容能够符合喜欢汲取最新知识的职场人士阅读,内容将依托上一本书出版后、近期才刚刚被证明的最新研究成果及临床案例,从崭新的视点剖析饮食。请您千万不要跟着感觉走而盲目选择错误的信息,务必掌握"符合医学规律的正确饮食"这一基本能力。

目　录

1

第1章　关于 "饮食" 的 16 个谎言
科学正确的 "饮食课堂"

第2章　"三大营养素"的最佳摄取方法
什么是对身体来说最自然的饮食方法

第3章　各种食材的食用方法【实践篇】
吃什么、怎么吃才能健康

肉类

鱼贝类

第4章　终极身体调理法
从控制血糖值开始，成就健康体魄

只要减少碳水化合物的摄取，血糖值自然就会正常

第5章　活到100岁的方法

从控制血糖值开始，成就健康体魄

序章

「正确饮食」
的真容

不被伪证据所欺骗！

利用生物化学 × 临床数据 × 医学
证据为饮食常识更新升级

不同专家的主张，两极分化的证据……
我们到底应该相信什么呢？
不被街谈巷议的不靠谱信息所左右的、
科学正确的"饮食教养"是什么？

您的饮食知识真的是正确的吗

从"不可以吃的东西"开始考虑吧

生活在现代社会的我们，在思考"为了健康应该吃什么"的时候，首先须了解"不可以吃什么"。从这一点也可以看出，我们的周围充斥着"本来不应该吃的东西"。

我在这里并不是在说一些众所周知的事，如"小心毒蘑菇"，或者"不要吃腐坏了的东西"等。我是想让大家能够留意到，超市和便利店货架上陈列的东西。虽然那些食品我们都习以为常，但其中有很多会侵蚀您的健康。

在前言部分我也略有提及，我们日常所吃的食品，都是按照制造商的意图生产出来的。

正如有"食品工业"一词，生产、销售我们吃的食材、加工品的人们，都是出于挣钱的目的才制造这些的。这种行为本身是无可厚非的，因为所有商业活动都是围绕着"挣更多钱"而展开的。

当然，也存在一些像无农药绿色蔬菜这样为消费者着想的食品。但请大家不要忘记，既然饮食成为产业，那么最优先考虑的往往就是企业的利益。

大型食品制造商想生产的，是能让消费者"吃了还想吃"、会多次购买的产品。为此，他们为了能让消费者"忍不住想反复购买"而进行科学加工。

《纽约时报》记者迈克尔·莫斯（Michael Moss），曾因调查报道肉食污染获得普利策奖，在全美畅销书《盐糖脂：食品巨头是如何操纵我们的》[*2]一书中，他曝光了一些大型食品制造商在食品加工时所设下的陷阱。

"食品制造商们会重用专攻视觉、嗅觉的科学家们，利用他们的知识，开发出了无数种糖的使用方法。糖不仅可以赋予食物、饮品难以抗拒的诱惑力，加糖还可以让甜甜圈更为蓬松饱满，让面包能保存更久。"[*3]

如此，食品制造商为了增加对该食品欲罢不能、反复购买的"上瘾者"，会动用科学的力量。其中最简单高效的方法就是大量使用糖类。

可是，美国某一知名食品制造商的官僚，在明知糖类会上瘾这一危害的前提下，仍旧佯装不知，并声称：

"我们没有隐瞒任何食品成分，充分阅读食品成分表的标示之后，选择购买的人是消费者自己。"[*4]

一边不断制造着"上瘾者"，一边还大言不惭道："我们并没有强迫消费者吃这些食品，都是他们自愿购买的。"这种现象不止在美国，其他国家也是一样。

肥胖的原因是脂质还是糖类
始于美国、改变世界的巨大谎言

1955 年，第 34 任美国总统德怀特·艾森豪威尔由于心梗发作，在任职期间倒在了工作岗位上，万幸的是他保住了性命。但是，人气正旺的现任大总统发生了这种事，自然引起了全美国一片哗然。

艾森豪威尔总统年轻时就以酷爱可口可乐而被人们熟知。因为过于喜欢，甚至有这样的奇闻轶事：在第二次世界大战从军期间，艾森豪威尔向陆军总参谋长乔治·马歇尔申请运送 300 万瓶可口可乐到部队。

如今我们都已经了解，这样长年过量摄取糖类，会导致血管老化进而引发心肌梗死。但在当时流传的却是错误信息，那时得出的结论是"总统的病是因为摄入了过多脂肪而造成的"，国民也都信以为真。

当时在美国，由于心肌梗死丧命的人为数不少，对于"导致心肌梗死的原因是脂质还是糖类"的讨论，专家们各持己见。

其中，支持"脂质是元凶"一派的营养学家吉恩·迈耶（Jean·Meyer），将艾森豪威尔总统的事件与各种各样的材料联系到一起，成功地做出了有利于自己的推理解释。当时有一本书名为《人为什么会变胖》[5]，其中就指出了当时迈耶的研究方法。

"就连国民英雄艾森豪威尔总统都因为脂质摄入过量而病倒了，我们也应该更加小心才是。"

这一观念想必已经在美国深入人心，大概也正因为如此，人们失去了对糖类的戒备心。可以说，正是从这时开始，美国踏上了肥胖、心肌梗死大国的不归路。

而如今在美国，"糖类才是问题所在"这一观念已经传播开来。

然而，糖类的摄入不是那么轻易就能减少的，因为很多人已经对糖类上瘾了。

后文还会详细说明，糖类可以决定您的血糖值，而血糖值可以直接影响到我们的心情愉悦与否。血糖上升可以带给我们一时的快感，而大幅下降会导致心情变差。因此，我们便会陷入一种饥渴的状态，"为了让心情变好而渴望更多糖类"。

恐怕艾森豪威尔总统就是在不知不觉中陷入这种恶性循环状态，所以他才会提出送可口可乐到部队的要求吧！

而且，如今在美国，很多国民就像当年的艾森豪威尔总统一样。不仅如此，憧憬美国文化进而积极吸收美国文化的日本，以及与美国政治、宗教截然不同，但饮食却正在逐渐趋于美国化的其他国家，都是这样。

尽管如此，我们为什么依然无法拒绝糖
人类无法摆脱的"上瘾程序"

我们的身体状况与心情不是一直稳定的。

"不知道为什么，总感觉好疲倦。"

"刚刚还蛮精神的，突然就累了。"

"明明睡眠很充足，但就是觉得困。"

我们的这种不适感都与血糖值有着很大的关系。

如前所述，在血糖上升时我们会感到愉悦，下降时会感到不快。这样看来，好像维持高血糖比较好。但事实并非如此，血糖上升所带来的快感终究只是暂时的。

摄入糖类引起的血糖快速上升，会导致脑内分泌血清素、多巴胺等物质，促使人情绪高涨。我们把情绪变得高涨的点叫作

"极乐点"。

然而，这种幸福感无法持久。<mark>由于我们的身体具有降低高度上升血糖值的功能，之后身体就会陷入低血糖状态。</mark>

当血糖值下降到 70mg/dL（3.9mmol/L）以下时，困意、慵懒、疲劳、头痛等不快症状就会随之而来。

这样，我们的大脑就会觉得"还想要让血糖升高，舒服起来"，然后就会不知不觉地付诸行动，去吃一些让血糖迅速升高的食物。

怎么样，这样一来正合食品制造商的心意吧？可以说完美地创造出了他们"不强迫消费者，消费者是自愿想购买"的预期效果。

而且，一旦糖类上瘾，脑内的饱腹中枢所分泌的一种叫瘦素的激素会变得难以发挥效用（这种现象被称为瘦素抵抗）。

也就是说，饱腹感会消失，人会不停地吃东西。

瘦素被称为"变瘦激素"。当其不起作用时，就会发出"要不停地进食、胖起来"的信号。

这样一来，就会让我们变得懒惰，甚至影响到我们运动减肥，并会让我们陷入不断摄入糖类、运动不足这一通往肥胖的恶性循环中。

那么，为什么人们会如此轻易地落入糖类上瘾的陷阱中去呢？

要明白这一点，就必须首先了解人体的构造。

我们要生存下去，能量是必不可少的。即使我们安静地睡觉也会消耗一定的能量。

直接产生能量的是糖类。远古时期我们的祖先还不懂农耕，根本无法弄到大米、小麦等含糖量高的食物。因此，"有机会就摄取些糖类"这一观念就在我们的大脑中被"程序化"了。

因此，人基本上都喜欢糖类，并且容易深陷其中，难以自拔。食品制造商们正是巧妙地利用了这一点。

这不是简单说一句"这种点心，真让人上瘾""吃上就停不下来"就完事大吉的问题。如果糖类上瘾后，以肥胖、糖尿病为首，癌症、心肌梗死、脑卒中、阿尔兹海默病等所有生活习惯病的患病率都会上升。这些我会在本书后面的章节中详细叙述。

还请大家务必认识到，我们现代人正是生活在这样的环境之中。

不懂生物化学就没资格讲饮食的正确性
"代谢"的作用比医学和营养学更不容忽视

吃了厚实红润的牛排，感觉就能变得肌肉发达。

吃了脂白肉肥的炸猪排，感觉就会让肚皮脂肪堆积。

清凉饮料是液体，感觉只要通过尿液排泄出去就不会长胖。

以上这些都是错觉！

我们吃掉的食物，并不会保持原来的样子存在于人体中，而是会在消化吸收的过程中被分解，通过与其他物质相结合、相互作用，并产生与吃到嘴里时的营养素有所不同的物质。

打个简单的比方，吃掉 X、Y 两种营养素时，不仅是 X 会被分解为 xxx，Y 会被分解为 yyy，而且，x 与 y 也会相互结合，在身体中形成另外一种新物质 Z。

这种活动叫作"代谢"。在我们思考应该如何饮食的时候，代谢是绝对不能忽视的要素。

而能够解释代谢的学问只有"生物化学"。虽然我非常喜欢生物化学，但大多数医生应该都不太擅长这门学问。

这也难怪，因为踏踏实实地学习生物化学，研究那些"龟甲"般的化学结构式以及体内发生的化学反应等，与实际诊治患者的临床医生是"毫不相干"的两个世界。大学的课程枯燥乏味，在医学系的一年级时蜻蜓点水式地学到的一点点东西，大多数人都忘得一干二净。

不仅如此，在欧美的医学系（医科学校）甚至连这方面的课程都不设。如果有时间，他们会优先去医院现场积累临床经验。

的确，对医生来说，临床经验非常重要。我自己作为一名专科大夫也是通过治疗患者而成长起来的。

但另一方面，没能透彻理解生物化学的人，就不可能在饮食方面谈出什么所以然来。只有懂得生物化学的人，才能从医学角度对于饮食方法给出正确的指导意见。

然而，实际上，有很多医生、营养师，他们几乎没有生物化学知识，却随便进行蒙人的解释，导致颠倒黑白，令您陷入混乱。

不懂生物化学的人，就会主张：减肥必减脂。

这些人的水平，仍旧停留在当年声称艾森豪威尔是因为脂肪摄入过多才得了心肌梗死的人的水平。如今美国早已改正了"卡路里神话"，而这些人仍然将其奉为经典，死死抱住不放。

但是，刊登在 2008 年《新英格兰医学杂志》的学术论文（参看 66 页）中，已经完全否定了肥胖和热量的相关性。

2017 年《柳叶刀》上发表的 PURE（前瞻性城乡流行病学）研究（参看第 22、76 页），也得出了同样的结论。因此，在医学界早已得出了最终结论，肥胖与热量没有关系。

本书中会多次提及，现代人肥胖的原因并不是脂质，而是糖类摄取过量。吃进去的脂肪并不会原封不动地附着在身体上，但是摄取糖类后，血液中过多增加的葡萄糖会在胰岛素的作用下转换为甘油三酯储存在身体里。

对于懂得生物化学的专家来说，这是浅显易懂的事情。

如果连这一点都不理解的话，那这个人就不应该在饮食方面说三道四。

有很多营养师建议人们"预防骨质疏松需要补钙"。但是，只补钙是不起作用的。通过食物摄入的钙是不会以原有的状态直接被骨骼吸收的。

钙要在有活性维生素 D 存在的情况下，才会被骨骼吸收。若是懂生物化学的医疗人士，一定会做好相关说明，建议到位。

如前所述，就算服用了含有胶原蛋白的保健品也不能令肌肤重返青春。胶原蛋白作为一种蛋白质，在消化吸收的过程中会被转换为氨基酸。即使通过口服胶原蛋白，它也不可能保持原样在体内发挥功效。

关于这一点，只要看看没有口服方式的胰岛素药物就能理解了。

很多糖尿病患者都幻想"要是有不用注射，可以直接口服的胰岛素药就好了"，但这种药是做不出来的。

　　原因在于，胰岛素也是一种蛋白质。口服后，胰岛素就会在消化吸收的流水线上变成普普通通的氨基酸，已经不再是原来的胰岛素了。

患者每天都会给我提供第一手数据
生物化学 × 临床数据，为"正确的饮食"更新升级

　　很多人都讨厌生物化学，觉得它很枯燥无聊。但是，我却始终都在积极地学习。在母校北海道大学医学部读书的时候自不用说，后来到美国纽约洛克菲勒大学医用生化教室留学时，再到我当上了内科教授，开设自己的诊所，直至今日，我都一直坚持学习生物化学。我曾经把造成老化的物质 AGE（晚期糖基化终末产物）作为研究课题，也是因为它和生物化学中的糖类代谢有关。正因为如此，我常常被当成怪人。

　　但是，掌握了生物化学对我来说是一笔莫大的财富。对于我从事的专业——糖尿病治疗来说，生物化学的知识是必需的。吃什么，怎么吃，吃后在身体内发生怎样的变化，只有在理解了这一切知识的基础上，才能对患者进行饮食指导。

　　然而现实中这样做的医生凤毛麟角，大多数医生还是用已经过时的、医学上已经被证伪的控制热量疗法来给患者治疗。想必是因为他们没有生物化学知识，所以坚信热量过高的饮食会让血糖值升高吧。

　　其结果造成患者不得不遵守医嘱忍耐饥饿，喜欢的酒也要控

制不能喝，每天过着无趣的生活。即便如此，患者虽然已经对自己如此严苛，却仍然无法有效地控制血糖值，有的患者还饱受肾功能不全、失明等这些严重并发症的折磨，苦不堪言。这是多么残酷的事情啊！

在我的诊所中，会请患者使用一种叫作"瞬感扫描式血糖监测仪（参考 170 页）"的最新型血糖自测仪，让患者利用它自己监测血糖值。这种仪器的检测方法毫无痛苦、十分简单，患者每吃完一顿饭都像是做实验一样自我检测血糖值，乐在其中。

然后，他们会发来各种各样的反馈。

"吃了荞麦面条后，血糖值上升得很快。"

"吃叉烧面后，血糖值的上升比较平缓。"

"吃了咖喱饭后，血糖值立竿见影地迅速上涨。"

"加了很多橄榄油的意大利面，意外地没什么问题。"

"糙米饭也不行。血糖的上升幅度和白米饭差不多。"

"水果中，香蕉尤其危险。"

"昨天晚上吃饭前喝了葡萄酒，今天早上空腹血糖值竟然下降了 20mg/dL（1.1mmol/L）。"

我把患者提供的这些信息与生物化学的知识对照确认，然后分享给其他患者，这就是我采取的诊疗方式。

医疗本来就是从面对个别的、具体一个一个患者开始建立起来的。在医疗过程中获得的这些最新的第一手数据，也让我作为医生不断成长。

患者不断给我提供的庞大数据，也印证了我所学习的知识。生物化学的知识与临床现场的实证，这二者是我的理论难以撼动的坚定支撑。饮食能够左右人的健康，关于这方面，我不想像吉恩·迈耶那样纸上谈兵。

我提出"无论糙米还是荞麦面，它们都同样是糖类，所以不要过多摄入"的时候，一定会有人提出质疑："荞麦不是健康食物吗？""这不是自古就有的食物吗？""我听说吃棕色碳水化合物不会发胖。"

但是，我的患者看了这些都会一笑了之。因为不管是什么，只要是糖类，就最好少吃。这一点，对他们这些自己检测血糖的患者们来说，是最清楚不过的事情了。

证据不等于绝对的真实

研究能够证明的范围实际上是很有限的

每当电视上一提到"××对健康有益"成为热门话题的时候，比如纳豆也好，可可也好，魔芋也好，这些东西当天就会从超市的货架上消失。

确实，纳豆、可可和魔芋都有其优秀之处。然而，光吃这些东西并非明智之举，我想大家也都了解这一点吧。

人都喜欢容易理解的东西。

"这个对身体好还是不好？"

"哪个对身体最好？"

人们都迫切地想要寻求这种单纯的答案。而有些人正是抓住了人们的这一心理，创造出"××对健康有益"这种毫无根据的流行说法，把它炒为热点。

那些制造热点的人们，大都特别擅长包装，弄得煞有其事。因为他们很会玩花活，弄出一些吸引眼球的名称，于是"××健康法"就不知不觉地盛行起来。

如果被这些红极一时的热潮所摆布，则很可能会出现膳食不均衡的情况，还很可能会做出"本以为有益于健康，却反而损害健康"的蠢事。

当然，很多职场人士是不会轻易被只摄取一种食物的方法所蒙骗的。

似乎这样就可以高枕无忧了。但实际上，其中还是存在问题，那就是"科学依据"这个词的用法。大家都常把这个词挂在嘴边，但实际上，其真伪却有很多都是无据可查的。

这里所说的科学依据是指"医学上被证明了"的科学依据。

例如，在一些被称作"特保（特定保健食品）"的食品广告中，含有"降低血压""分解脂肪"等内容的广告词，后面还附有相关数据。这正是在"有科学依据"地宣传。

但是，这些数据是片面的。

虽然没有胡编乱造，但也并没有把所有真相都展现出来。

当然，科学依据是极为重要的，我自己也非常重视科学依据。

大家在考虑为了健康吃什么的时候，科学依据是很重要的判断标准。但是，这些依据也并非百分之百正确。

医学、科学的研究是有目的地进行的，于是便会导出一些结论，但这些结论所展示的内容是片面的。

因此，无论多么了不起的研究结果，都不能适用于"一切"。

希望大家明白："科学依据并不等于绝对的真实。"

×× 对身体"好"与"不好"的论文，两者皆有

最重要的是"解读分辨能力"

对于"A 是正确的"这样的研究，我们也一定能找到关于"A 是不正确的"之论述。这是因为研究人员的领域不同，视角和观点也不相同。

就食品来说，与咖啡和牛奶相关的研究中就有很多是结论截然相反的论文，其他食品也一样，得出完全相反结论的论文数不胜数。

食品制造商从这些论文中找到对自己有益的信息，以此宣称开发的健康食品是"有科学依据"的。

为了不被这些表面结论所迷惑，我们需要具备深入解读分辨这些研究内容的能力，即"解读分辨能力"。要想不被表面结论所误导，解读分辨其深奥之处，就须不断学习积累知识。

其实读论文时最重要的是最末尾总结的"讨论（discussion）"。这里不只是单纯地写着研究结果，从中更可以读出研究者是如何思考的。

不过，由于英语论文不仅难懂而且专业术语也很多，所以大多数的日本医生只看"摘要（abstract）"就自以为已经明白了。

而我有自信能够读懂一流期刊的论文，从开头通读到最后的研讨部分。本书中，我会以"生物化学知识与临床经验"为坚实后盾，用自己独到的见解来解读最新数据。

2011 年的《新英格兰医学杂志》上刊登了这样一篇论文 [*6]。它是一篇把过去的 3 个研究进行归纳解析、导出结果的学术论文，是典型的运用了"荟萃分析（meta-analysis）"方法的论文（不是自己在实验室或临床现场进行调查，而是把别人研究、发表的数篇论文收集起来，进行统计处理，从新的视角来进行分析的研究手法，详情参看 21 页）。

这里所涉及的 3 个研究中，有 2 个是以美国的女性护士为研究对象，另一个是以从事健康相关职业的男性（教练等）为研究对象。他们全部都是未患过糖尿病等慢性病的人。

在试验中，研究人员分别向他们提出问题："这 4 年中，生活方式和饮食习惯是否有变化？体重是否有变化？"

总结后发表的结果请参看序图 1。

通过这个图表可以看出，薯条摄入增多的人发胖趋势最为明显。相反，酸奶摄入增多的人则呈现体重变轻的趋势。坚果摄入增多的人，尤其是女性群体的第二组有变瘦的迹象。

这种事很容易想象。薯条摄入增多与坚果和酸奶摄入增多的人，他们的健康意识本来就是大相径庭的。

读这篇论文时我格外留意的是"增加全谷物（whole grains）摄入的人变瘦了"这部分。

不能只看这部分就觉得"全麦食品会使人变瘦"。食用全麦食品的人可能只是减少了其他碳水化合物的摄入，而用全麦食品取而代之而已。

就是说，研究者考虑的是"全麦面包比白面包更有益于身体健康"，但并非在当前饮食的基础上额外增加全麦面包的摄入。

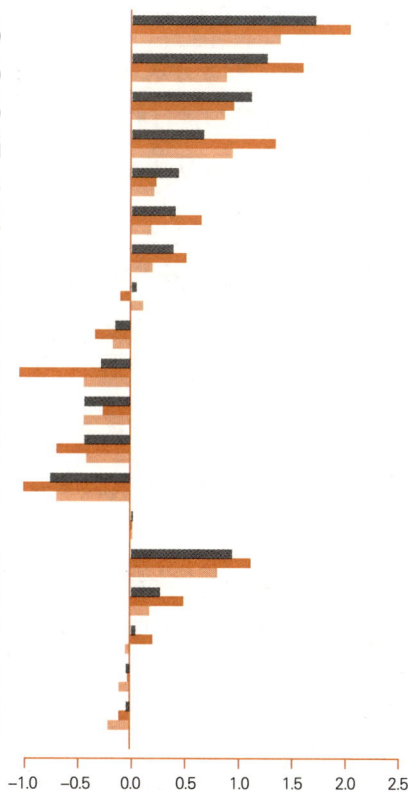

误读较多的论文的例子

Foods 食物

NHS(women)
NHS II (women)
HPFS(men)
NHS= 护士（女性）
HPFS= 健康相关的职业（男性）

Potato chips
（薯片）
Potatoes or fries
（炸薯条）
Processed meats
（加工肉）
Unprocessed meats
［瘦肉（非加工）］
Butter
（黄油）
Sweets and desserts
（点心、甜点）
Refined grains
（精制谷物）
Cheese
（奶酪）
Vegetables
（蔬菜）
Nuts
（坚果）
Whole grains
（全谷物）
Fruits
（水果）
Yogurt
（酸奶）

Beverages 饮品

Sugar-sweetened beverages
（含糖饮料）
100%-Fruits juice
（100% 纯果汁）
Low-fat or skim milk
（低脂或脱脂牛奶）
Whole milk
（全脂牛奶）
Diet（zreo-calorie）soda
（零卡碳酸饮料）

-1.0   -0.5   0.0   0.5   1.0   1.5   2.0   2.5

Weight Change Associated with Each Increased
Daily Serving, per 4-Year Period(ld)
（随着每日增量,4 年间的体重变化）

出处: N Engl J Med 2011;364:2392-2404

序图 1　本应如此:"whole grains" ≠ "糙米或荞麦面"

总之，我认为：一些健康意识高的人，他们是因为同时也注意其他食品的摄入才变瘦的，并非"全麦食品会使人变瘦"，而是"健康意识高的人会变瘦"。

我所担忧的是，在日本能看到一些资料将这篇论文中"全谷物（whole grains）"的部分误认为是"糙米或荞麦面"。

这次研究是在美国进行的，"whole grains"应该是指全麦面包和全麦意大利面。我认为至少应该没有"多吃荞麦面"的美国人。

即便是刊登在《新英格兰医学杂志》上值得信赖的论文，也会由于些许的误读而出现导致大家混乱的结果。

科学依据的可信度良莠不齐
顶级期刊是 70 分，日本糖尿病学会的学术期刊是 2 分以下

科学依据，首先其"真伪"的重要性是不言而喻的。

当然，还必须慎重考虑是在什么状况下进行的研究，是否适用于人类。

我并不是想要批判谁，只是想把下面这种情况作为一个事例介绍一下。

之前东北大学研究生院的团队用老鼠做实验，得出了一项"限制碳水化合物（糖类）的摄入会加速衰老"的结论[*7]。

然而老鼠与人类和猫等动物不同，它从起源开始就是以谷物种子为主要食物的动物。如果强制对老鼠实施糖类限制的话，当然会出问题。而人类的祖先几乎吃不到谷物，我们继承了祖先的

饮食术 2
——实践宝典

这种DNA。所以将老鼠实验的结论直接套用到人类身上进行推论,这本身就是不合理的。

可是,电视节目却把这个话题炒了出来,造成了很多观众的误解。

另外,科学依据的"出处"也非常重要。

事实上,在医学杂志等学术期刊上,既有超一流的期刊,也有不及三流的期刊,良莠不齐。很多三流杂志谎话连篇,聪明的读者如果感兴趣,值得您阅读的只有一流杂志上刊登的学术论文。

各个学术杂志的影响力可以通过该期刊所登载的论文被引用的频率来判断,它被称为"影响因子(impact factor)"。此外,人们使用某种计算方法对期刊进行了排序。

请参看序表1中2017年度期刊排行榜前25名[*8]。

第1名有些特殊情况可以忽略,和本书的主题内容相符的有 *New England Journal of Medicine*(《新英格兰医学杂志》)、*Lancet*(《柳叶刀》)、*Jama*(《美国医学会杂志》)、*Nature*(《自然》)、*Science*(《科学》),这些都是超一流的期刊(top journal)。

所有胸怀抱负的研究人员,都梦想着有朝一日"能在高影响因子的顶级期刊上发表论文",并为此夜以继日地不断努力着。

如前所述,在美留学期间,我专注于AGE(晚期糖基化终末产物)这一促进老化物质的研究,成功地实现了被认为"绝对不可能办到"的血中AGE值的测量。我作为第一作者,将这些研究成果发表在《新英格兰医学杂志》《柳叶刀》《科学》等杂志上,至今我仍为此感到骄傲。

顺便说一下，"影响因子"第 2 位的 *New England Journal of Medicine*（《新英格兰医学杂志》），其分数超过了 70 分，与此相比，日本糖尿病学会的英文学术杂志得分则低于 2 分（2015 年）。孰优孰劣，哪些杂志更值得信赖，一目了然。所以，顶级期刊得出的"控制糖类摄入对减肥最有效"的研究成果最值得信赖。

序表 1　医学界具有影响力的论文排行榜（影响因子）

论文的可信度也根据其所登载的医学期刊而改变

1	*CA:A Cancer Journal for Clinicians 28*	244.585
2	*New England Journal of Medicine 332*	79.258
3	*The Lancet*	53.254
4	*Chemical Reviews*	52.613
5	*Nature Reviews Materials*	51.941
6	*Nature Reviews Drug Discovery*	50.167
7	*Jama-Journal of The American Medical Association*	47.661
8	*Nature Energy*	46.859
9	*Nature Reviews Cancer*	42.784
10	*Nature Reviews Immunology*	41.982
11	*Nature*	41.577
12	*Nature Reviews Genetics*	41.465
13	*Science*	41.058
14	*Chemical Society Reviews*	40.182
15	*Nature Materials*	39.235
16	*Nature Nanotechnology*	37.490
17	*The Lancet Oncology*	36.418
18	*Reviews Of Modern Physics*	36.367
19	*Nature Biotechnology*	35.724

饮食术 2
——实践宝典

续表

20	*Nature Reviews Molecular Cell Biology*	35.612
21	*Nature Reviews Neuroscience*	32.635
22	*Nature Medicine*	32.621
23	*Nature Photonics*	32.521
24	*Nature Reviews Microbiology 26*	31.851
25	*Cell*	31.398

出处：选自科睿唯安（Clarivate Analytics，总公司：美国）公布的 Journal Data（Filtered By：Selected JCR Year：2017，Selected Editions）中前25 位的期刊及影响因子。

"荟萃分析（meta-analysis）"也并非绝对
"PURE"优于统计处理合成数据的理由

最近的医学杂志里，运用 16 页提及的"荟萃分析（Meta 分析）"研究方法的论文有增多倾向。

荟萃分析并不是自己设定新的实验或者调查计划，而是把别人留下的数个研究成果，以更高的视角来进行分析。

比如，把 A、B、C 分别发表的论文加以综合，进行统计处理。的确，这种手法有其优越性。A 只收集了 300 人，B 只收集了 200 人，C 只收集了 400 人的数据，如果用荟萃分析将它们整合，就可以有 900 人的分析对象。

但是，由于各自进行研究的条件、对象、水平都有所不同，全部归在一类进行总结未必都能得出正确的结果。

比起荟萃分析，我更为关注"PURE（Prospective Urban Rural Epidemiology，前瞻性城乡流行病学研究）"的研究论文。

该研究是由加拿大的大学及人口健康研究所共同实施的"大规模流行病学队列研究",研究团队进行了史无前例的世界规模的流行病学调查。调查对象覆盖了亚洲乃至五个大陆、18 个国家(地区)的 13 万以上人口,其中不仅包括欧美发达国家,还包括发展中国家(关于此次研究的详情请参照 76 页)。

使这项研究成为可能的,是制药公司。这些公司出于向社会做贡献等目的,为研究提供了巨额经费。这项研究不同于以往只以欧美人为研究对象,在临床流行病学研究方面有远大目标,将在世界范围内"明确定性迄今为止尚不清楚的饮食方式等医学主题作为研究题目"。其划时代的研究成果不断被顶级期刊刊载。

此后,PURE 研究也在接连不断地报告值得信赖、令人惊异的研究成果。因此,本书中也将积极地对其进行介绍。

为何原住民拥有"完美健康的身体"
不刷牙却没有蛀牙的秘密

我们到底应该吃什么样的食物呢?

一言以蔽之,应该吃被编入人类"饮食程序"的食物,即契合人类 DNA 的食物。

我们现代人的"程序"内容,与生活在绳文时代的祖先并无二致。我们的身体并没有被设计成可以吸收大量白米、面包、面类、点心、清凉饮料等食品,快餐就更不用说了。

有数个重要研究更加明确了这一点。

2010 年,《饮食生活与身体的退化》[9]这一译作在日本出版,内容发人深省。原著 *Nutrition and Physical Degeneration* 由美国牙科医师 W·A·Price 博士所著。

他认为，自己诊疗的蛀牙、牙齿排列不整齐的患者之所以会这样，是与他们的饮食生活相关。而且，为了证明这一点，他从 20 世纪 30 年代开始，走访了世界上 14 个国家，调查了保持当地特有传统饮食方式的人，以及同民族但已经改变为近代白人饮食生活的人；了解了他们口腔内的状态、颌面的形态及全身的健康状态。

其走访对象包括住在瑞士深山里的人、因纽特人、美国原住民、澳大利亚土著、美拉尼西亚人、波利尼西亚人、毛利人、秘鲁古文明人，等等，当地人所采用的传统饮食多种多样。

比如，在瑞士的洛特辛塔尔溪谷（Loetschental Valley），人们以鲜奶、奶酪等乳制品以及黑面包为主食，吃少量的肉和蔬菜。他们大量食用最近备受关注的草饲牛奶与乳制品。

因纽特人以鱼和鱼籽、海豹油等为主要食品；非洲马赛族不以植物为食，只以动物的肉、血液与奶为食。

地域不同，其传统饮食也各不相同，而他们大多数都吃保持自然形态的动物油脂，这一点值得大家引起注意。

他们的另一个共通点，就是以传统饮食方式生活的人，都有着近乎完美的健康体魄与整洁美观的牙齿。即使不刷牙也不长蛀牙，鲜有见到牙齿排列不整洁、错位咬合等问题。

另一方面，进入文明社会，过上了和白人一样以近代饮食方式生活的人，他们身上则暴露出了共同的问题：牙齿排列不整齐，生下的孩子很多脸型不好。

他们大量摄入通过商业活动引进的砂糖、精制谷物、罐头、杀菌乳、加工油脂等食物，即使是第一代，也出现了蛀牙等各种各样的感染症状。到了第二代以及后代，包括脸部在内，骨骼变得异常，免疫力变得低下，出现了更严重的退化现象。

"波廷杰的猫"给我们的启示：饮食引起退化
与 DNA 不相符的饮食会引发疾病

曾有一项被称为"波廷杰的猫（Pottenger's Cats）"的古老而又富有启示的研究[10]。

弗朗西斯·波廷杰博士在加利福尼亚州结核研究所工作，为了研究需要，他切除了猫的肾上腺。

当时，有的猫在手术中死掉了，而有的猫却活了下来。博士对这件事感到不可思议，所以他开始观察这些猫究竟有什么不同。

结果，他发现似乎越是喂食新鲜饲料的猫生命力越强。

于是博士从 1932 年开始研究，10 年间他给 900 多只猫分别投喂被认为是合理与不合理的两类饲料，然后将它们分组观察。

具体来说，对于肉与牛奶两个变量，他做了以下的分类比较。

【关于肉的研究】

A：合理饲料→2/3 的生肉，1/3 的生乳，加以鳕鱼肝油。

B：缺陷饲料→2/3 的烹调肉，1/3 的生乳，加以鳕鱼肝油。

【关于牛奶的研究】

A：合理饲料→2/3 的生乳，1/3 的生肉，加以鳕鱼肝油。

B：缺陷饲料→2/3 的杀菌乳，1/3 的生肉，加以鳕鱼肝油。

C：缺陷饲料→2/3 的炼乳，1/3 的生肉，加以鳕鱼肝油。

D：缺陷饲料→2/3 的加砂糖炼乳，1/3 的生肉，加以鳕鱼肝油。

E：缺陷饲料→仅喂食生乳维生素 D 代谢牛奶（Metabolized Vitamin D Milk，来自喂食辐照酵母的牛），加以干燥饲料与绿色牧草。

结果，食用生肉与生乳的猫，其全身骨骼健康，上颚较大，牙齿排列整齐，毛色光泽，寄生虫少，繁殖旺盛，呈现易于饲养的状况。

另一方面，喂食烹调肉与杀菌乳的猫，繁殖出了问题，身体产生了退化。尤其是在 C 与 D 研究中进食缺陷饲料的猫退化更快。E 群组中得了骨骼方面的"软骨病"，而且早死的小公猫很多。

退化一代比一代严重，骨骼会变脆弱，钙与磷的成分也在不断减少。另外，还会频发视力低下、心脏疾病、甲状腺病、肝脏疾病、卵巢或睾丸疾病等。

此外，还观察到有些猫出现了精神疾病，性格也发生了改变。公猫会变得老实，母猫反而会变凶。

给予缺陷饲料的猫到了第 3 代，很多出现了皮肤病与过敏病症（正常猫的发病率只有 5%，而这些食用缺陷饲料的猫，其发病率高达 90% 以上），甚至活不到 6 个月大。

另外，第 3 代的公猫出现了无精症，有些即便产下幼崽，也生育得不很顺利，或是产下不健康的幼崽，并且第4代都没能健康存活。

波廷杰博士为了把退化的猫恢复正常，尝试着给它们喂食生肉与生乳的饲料，结果让第2代猫改变回正常状态竟然花费了4代的时间。

为什么会发生这样的事情呢？

猫本来是野生动物，当然，它们的身体并不适合食用经由人类加热烹调后的食物。猫的DNA适合生吃食物，这一点是不可打破的。但遗憾的是，现在给自己的宠物猫喂食面包而导致其生病的饲主正在不断增加。

或许，这种问题不仅仅限于宠物。

我想很多人都意识到了，现在"易怒的孩子（大人也是一样）变多了"，而且为过敏症所困扰的人也在剧增，这也是事实。

我们是否可以认为，这些与我们的日常饮食有很大的关系？

我们本来应该吃的食物是什么
人类 DNA 与现代饮食之间的巨大失配

美国生物学家丹尼尔·利伯曼（Daniel E. Lieberman）在其著作《人体的故事》[*11] 中，提出了"进化性失配假说"这一概念。

所谓进化性失配，是指我们"向着好的方向进化却得到了不如人愿的结果"。

人类不只是学会了制作工具和使用火，而且还在各个方面都实现了巨大的进化。得益于此，食物得以成功地大量生产，很多人从饥饿中得到解放。

利伯曼指出，这本该是件很了不起的事情，但是这种环境变化，却未必与我们的基因相匹配，并因此引发了多种类型的疾病。

在长年的糖尿病医生生涯中，我诊断过很多患者。而且，我还不忘阅读国内外最新发表的学术论文。基于我的临床经验和学术论文的研读经历，我确信利伯曼的观点是正确的。

我丝毫没有否定人类进化的意思。医疗领域也正是由于不断进步，使得曾经的不治之症得以治愈，救助了很多人的生命，我为此也感到欣慰。

但是，在饮食方面，就不能简单地高歌"进化万岁"了。

从遥远的祖先所处的年代开始，我们的身体构造就已经被设定好了，我们无法改变这一点。然而，因为农业革命这一巨大进步，糖类被过度摄入，于是出现了与人体程序不符的失配问题。

作为保证健康长寿所必需的饮食法则，我从很早以前就开始倡导限制糖类的摄入。对此，有人提出异议，认为它简直就和各种不知真假、流行一时的"某某健康法"没什么两样。

但是，请大家认真考虑一下，在人类的 DNA 形成之时，人的饮食恰恰就是限制糖类摄入的饮食。限制糖类并不是什么飞跃性的观点，而是极具逻辑性地述说了人类原本应有的样貌。

从人类祖先类人猿诞生起的 600 万年间，以及自人类诞生以来的 250 多万年漫长历史中，可以安心摄入糖类的历史，仅为农业诞生以来的 1 万年左右。更无须说可以大量摄入糖类的历史，也仅仅是最近数十年间的事情。

顺便告诉您，在碳水化合物中，除了糖之外，还含有微量的、不能被消化的膳食纤维。但由于米饭、面包、荞麦面里几乎成分都是糖类，所以在本书中使用的"糖类"一词，将其等同于"碳水化合物"，两者同义。同样，使用"碳水化合物"一词时也请大家理解为是指"糖类"。

不管怎样，农业技术的发展，再加上食品制造商这一经过进化后权威化身的出现，很多人都陷入了糖类中毒，人类舌头的味觉已经被搞得混乱了。

无论是您还是我，每个人都必须认识到，目前我们正处于这种异常之中。

当然，我并不能让进化倒退回去，也并不期望这种无聊的事情发生。我们应该尽情享受进化带给大家的快乐人生。

但是，请不要忘记，在进化后的世界里，需要我们有能力看透进化的本质，并为之做出适当的调整来应对。进化过程中也伴随着严重的失配。

那么，就请各位读者从下一章开始，同我一起思考如何掌握这种能力吧！

第 1 章

看穿都市传说！

关于『饮食』的16个谎言

科学正确的『饮食课堂』

由于食品厂商的意图和消费者的自以为是，
街头巷尾充斥着毫无根据的健康信息。
通过剖析具有代表性的"误解"，
掌握"饮食攻略"！

民间的健康信息充满谎言

您也有可能会被"非饮食常识"所欺骗

"希望能健康长寿！希望了解健康的饮食方法！"内心有这种愿望的人越多，就越会冒出可疑的虚假信息，把人们诱导到错误的方向。

或许您也听信了什么信息，已经上当受骗了。

无论多么有理性的人，都有可能落入这样的圈套。原因有以下几点：

其一，有些人会为了一己私利而利用人们的健康需求歪曲事实。这些人主要是一些大企业及这些企业周边的相关人员。

比如说，A 食物中主要包含 B、C、D 这 3 种营养素，假设 C 具有能够略微降低血压的功效。

这种情况下，就算 C 的功效十分有限，并且 B 或 D 中含有某些不利的数据，他们也会仅强调 C 的功效，并大肆宣传"A 是十分棒的食品！担心血压有问题的人都来吃吧！"这种情形屡见不鲜。

当然，轻易就被这些虚假宣传所打动的消费者自身也存在问题。据我观察，现在很多人放弃了自己动脑思考，总是希望别人能给自己一个尽可能简单的答案。

"××对身体是有益还是有害？"

因为只是问了这么一句，所以只要有谁说一句"那个特别好"，就会不做任何验证地轻易相信。

一方面，是因为"喜欢新事物"。另一方面，是因为人们往往<mark>一旦被错误的惯性思维支配后，就很难从中摆脱出来</mark>。"吃肉会胖，最好别吃"，这就是典型的例子。

本章将探讨"饮食常识"中的若干个典型错误。

当然，本章所讨论的内容只是沧海一粟，请诸位读者在此基础上，独立思考各种"常识"的是非曲直。

陷入误区的原因　难以摆脱的固有观念

谎言 1 "低脂肪对身体好"

"变胖是因为脂肪"——错误

无论解释多少次，关于<mark>"变胖的原因不是过度摄入脂肪"</mark>这一点，还是有很多人难以理解。让您变胖的原因，不是脂肪，而是以米饭、面包为代表的糖类（详情请参阅第 2 章）。

包括专家在内，现在也有很多人深信"变胖是因为吃了高热量的食物"这一巨大谎言，把高热量的脂肪当作洪水猛兽。但是，这种理论是大错特错的。就算脂肪吃得再少，都不会瘦下来的。相反，有人因为脂质不足而损害了健康，低脂肪对身体毫无益处。

是时候摆脱这种因错误的固有观念带来的束缚了！

事实上，关于饮食与健康的关系，许多大规模研究正在不断推进，这些研究足以颠覆您的固有观念。顶级期刊上接二连三地发表了许多令人惊讶的最新数据，本书也会对其进行详细介绍。

当然，不同的研究，其结果也会有细微的差异。但总体来说，结论是"吃肉比不吃肉更让人长寿"。

从以日本人为对象的调查结果也可以看出，吃肉的人患心肌梗死与脑卒中者较少。

以前人们普遍认为"吃脂质多的肉会提高患脑卒中的风险"，但这已经是老掉牙的观念了。

但是，也不能一概而论，并不是所有人吃任何肉都好。有研究表明"吃牛肉，会增高患结肠癌的风险"，尤其是女性。关于这一点，我将在后续章节中详细介绍。

了解最新数据，了解自己，做出明智的选择，这是以职场人士为代表的现代人必须做到的。

不要被陈旧观念所束缚、止步不前，为了自身的健康，请积极革故鼎新吧！

陷入误区的原因　基准已经悄然改变却浑然不知

谎言 2　"一天要吃 30 种食品"

日本厚生劳动省的基准早已被撤回

"就算对营养方面了解得不是很详细，但如果摄取多种食材的话，自然就会保持饮食的均衡。"

根据上述思想，日本厚生省（现日本厚生劳动省）于 1985

年编制了《健康饮食生活指南》。其中提倡"1 天要吃 30 种食品"，并推荐了很长一段时间。

但是，这一倡导在 2000 年时已被删除了。在人们毫无察觉的情况下，"1 天 30 种"这一表达消失了，悄然间被改成了"以主食、主菜、副菜为基础的均衡饮食"这种暧昧的表达。

这是为什么呢？事实上，如果坚持 1 天吃 30 种食材，很大概率会造成饮食过度，进而增大肥胖或患生活习惯病的风险。

对于生活忙碌的现代人来说，1 天吃 30 种食材是件很困难的事。但是"为了健康"，硬着头皮也要吃够 30 种，结果累积了大量精神压力，最后变成了胖子，这实在是费力不讨好。

但是，直到现在还有很多国民对这一"变更"毫不知晓，依旧以过时的常识为基准，以 1 天食用 30 种食材为目标努力着。

有位男士曾自豪地说："我每天早晨都尽可能地喝一杯含有多种蔬菜的蔬菜果汁，这可以保证近 10 种食材的摄入。"

但是，这种蔬菜果汁里含有大量的糖类，坦白而言，"最好不喝为妙"。

其实本来我们就没有必要摄入那么多种食材。

在本书中也反复多次提到，"我们的消化吸收系统在遥远的祖先诞生之时就已经很完美地形成了"。

我们拥有和绳文时代人们的饮食生活完全匹配的消化吸收系统，如果一天吃 30 种食材，反而会给身体增加负担。

陷入误区的原因　成为发酵食品的信徒

谎言3　"甜米酒与腌制物对身体好"

没有充分的科学依据，大量摄取只会适得其反

"吃发酵食品有益健康"这种认识流传甚广。"发酵"是指酵母或细菌等微生物分解有机物的过程。

不可否认，在世界上有很多发酵食品，它们从古至今都为人体的健康做出了很多贡献。但是，并不是说只要是发酵食品就都是好的。如果胡乱摄取，就会造成糖类过剩或盐分过剩。

比如说，近年十分流行喝的甜米酒，被称为"饮用注射液"。

甜米酒是在米中加入酒曲和水，充分发酵而制成的。也有人会用煮好的米或粥当原料来制作简易甜米酒。无论是哪种做法，主要原料都是大米。

除了米和酒曲就是水，明明没有加砂糖，为什么会发甜呢？这是由于酒曲中的酶把米中的淀粉分解成了葡萄糖。

也就是说，甜米酒是糖类的聚合体。查看食品成分表[12]就会发现，每100克甜米酒中就会有18.3克碳水化合物。这个数字比甜饮料的代表可乐（每100克含11.3克碳水化合物[13]）的数字还要恐怖。

甜米酒中富含代谢糖类所必需的B族维生素，因此，喝了甜米酒后，其中所含的糖类很快就会被转换成能量。所以对于那些"需要马上获取能量的人"来说是适合饮用的。对他们来说，说成"饮用注射液"也不为过。

但是，在现代日本几乎没有这样的人。与之相对，饮用甜米酒反而会让血糖值急速上升，增加引起"饭后血糖值飙升"的危险。

另一方面，泡菜、米糠酱菜这类的腌制物，以及味噌、熟寿司等以"能保存更久"为目的而制成的发酵食品中添加了许多盐。以"对身体好"为目的大量摄取，很明显会适得其反，反而有碍健康。

酸奶也是很典型的发酵食品，但是它也不是万能的。如果您总是一个劲地吃那些加了糖的酸奶，那就难免会陷入糖类摄取过量的窘境。

不要被那些只是表面上看起来"好像蛮健康"的商品给蒙骗了。

陷入误区的原因　没有解读产品标示的能力

谎言4 "淡口味酱油的盐分相对低些"

看产品成分表就能明白，淡口的盐分更多一点

一般我们说到"酱油"，多是指深褐色的"浓口味酱油"，不过市面上也销售"淡口味酱油"。淡口味酱油的特征是呈微黄的淡褐色，口味较为柔和。由于其可以让"菜看起来褐色不是太重"，所以有一定的客户群，其产量约占日本国内酱油总产量的一成左右。

仅看"淡口味、浓口味"这一表达方式，人们可能会感觉淡口味的酱油盐分或许会少一点，然而事实却恰好相反。

淡口味酱油的盐分浓度为 18%～19%，而浓口味酱油为 16%。以一大匙的含盐量来比较的话，淡口味大约为 2.9 克，浓口味大约为 2.6 克。因此，"淡口味酱油有益健康"这一说法可谓大错特错。

另外，"尝起来不咸，盐应该不多"这种舌头上的感觉也是完全靠不住的。像面包、沙拉酱、鱼丸、鱼饼等食物，在其制造过程中很多都会大量使用盐。但是，如果没有解读商品标示能力的话，就无法注意到这一点。

事实上，正是因为人们普遍认识到吃盐太多对身体不太好，厂家才不会积极标识出食品的含盐量。

现在，很多食品都会标识"钠"的含量。如果标识"含钠1克"，会让人认为好像"就含1克的盐啊"，事实上含钠1克相当于含食盐 2.54 克。如果被商品的含钠标识蒙骗了的话，就会意想不到地摄入大量的盐分。

其实，也不能怪日本的消费者对食品成分表的标示生疏，这也是没有办法的事。一直以来，这方面的规定都不严格，管理十分松散。

为了改善这一状况，2015 年 4 月，日本《新食品标示法》开始实施，要求食品生产商有义务在商品的标示上附加易于理解的产品成分表。然而，由于给予加工食品和添加剂的企业五年缓冲期，因此，这一法规将于 2020 年 4 月开始全面实行。

希望诸位能借此机会，加强您阅读商品标示的能力，从而守护您的健康！

陷入误区的原因　本来就没看商品标示

谎言5　"为了健康，喝口感好的醋"

好的口感多靠糖类和添加剂

醋是由谷物或水果经过酒精发酵而成的，一般有纯米醋、糙米醋、黑醋、意大利香醋、葡萄酒醋、苹果醋等几种。

醋中的"醋酸"成分可以带来独特的酸味，同时也富含柠檬酸、氨基酸等，具有缓解疲劳的功效。

研究也证明，肉与鱼经醋腌渍以后，可以将促进老化的物质AGE的生成抑制到较低水平。

所以，毫无疑问，醋是一种十分优质的食品。因此，如今醋不仅被用作调味品，还有不少人直接"喝醋"。

这本身并没有任何问题，关键是"喝哪种醋"。

经过水稀释后的醋也还是比较酸的，所以喝的时候容易呛到，实在称不上可口。针对这一点，添加了葡萄糖、蜂蜜等，糖类含量高的"口感好的醋"就闪亮登场了。

这种商品会强调自己"有益于健康""口感好"之卖点，而"添加了糖"这一点，却用很小的字标出。

您在喝醋时必须好好确认，自己是否本以为喝了健康的醋，实际上却在不知不觉间摄入了糖类。

在买醋时，请仔细确认瓶子后面贴着的成分说明。发甜而比较好喝的醋，十有八九是添加了糖的。

陷入误区的原因　不了解人体的构造

谎言 6　"让血液呈碱性的食品好"

"血液正在变为酸性"完全是无稽之谈

很多人都应该会记得，小时候曾在上理科课程时用"石蕊试纸"测试液体的 pH 吧！把试纸放入酸性的液体后蓝色试纸就会变红，而在接触到碱性液体后红色试纸则会变蓝。

血液、尿液、消化液也有各自的 pH，人体的 pH 会由于身体部位的不同而有所变化。

比如说胃液的 pH 为 $1 \sim 1.5$，呈较强的酸性。食物会被这种强酸性液体溶解消化。

此外，尿液的 pH，一定程度上会受到饮食的影响。痛风病人会被医生建议吃碱性食物，就是因为这个原因（参考 237 页）。

而血液的 pH 为 $7.35 \sim 7.45$，呈弱碱性。这一数值十分重要，如果稍微偏离这一范围一点点，细胞就会停止工作，并立即危及生命。

反过来说，上述情况基本不会发生。毋庸赘言，血液的 pH 根本就不会受饮食的影响。血液的 pH 受到了"酸碱平衡"的严格保护，它属于非常严谨精密的人体机理。

民间流传着"碱性健康法""碱性减肥""现代的饮食生活会让血液向酸性转变，所以我们应该积极摄取碱性食物"等说法。

但是，"现代人的血液正在转向酸性"这一点本来就是无稽之谈。要真是这样，现代人早都没命了。

吃蔬菜这些偏碱性的食物并没有什么坏处，但是不了解人体机制的话，就难免会被这一巨大谎言所欺骗。

陷入误区的原因　被错误的标准与宣传口号所蒙骗

谎言7　"均衡饮食很重要"

饮食均衡就会使人走向肥胖

在饮食方面，经常听人们提及"要均衡摄入三大营养素"的观点。

三大营养素是指糖类（碳水化合物）、脂质、蛋白质这3种。

此外，维生素、矿物质也是人体必需的营养素，这五个也被合称为五大营养素。但是，由于糖类、脂质和蛋白质发挥着产出能量，制造肌肉、骨骼、全身细胞等重要职能，因此，受到了格外的重视。

第2章中会详细介绍，从三大营养素中按照怎样的比例获得每天必要的能量较为合适，对此日本厚生劳动省给出了标准。于是营养师们也都遵照其所提出的标准来推荐"均衡饮食"。

但是，如果照着这一标准的话，大多数职场人士都会陷入糖类过剩的境地。事实上，在此标准基础上，减少糖类的摄入，增加脂质摄入比例，这样的饮食要健康得多。

而且，无论什么人都按照统一标准实施，这种一刀切的思想本身就是错误的。胖的人和瘦的人，其三大营养素的摄入比例也应有所变化才对，应该因人而异。胖的人要是还按照日本厚生劳动省的标准饮食，就会变得更胖。

此外，至今仍有很多人对"脑力劳动时需要补充甜食"这一点深信不疑，但这完全是一个误解。几乎没有什么职业者需要在工作过程中补充糖类，如果硬要说有的话，那也只有类似野外救生员这样的工作者。

如果您与大多数职场人士别无二致，每天坐在办公室里盯着电脑，如果在工作期间吃甜食，让血糖值变得忽高忽低，那么真是有百害而无一利。

希望大家可以更多地了解自己，明白什么才是适合自己的"均衡饮食"。

陷入误区的原因　只是因为想多了

谎言8　"吃巧克力或坚果会长粉刺"

吃油脂的话脸会变油，只是都市传说

"吃油腻的东西会让身体长脂肪"这种想法实在是过于简单了。让体内脂肪增多的是糖类。

不管吃下去的是米饭、面包还是意大利面，最终都会被分解成葡萄糖。此时，血中的葡萄糖过多，因而导致血糖值上升，身体就会分泌胰岛素，将葡萄糖转化为糖原储存在肝脏或肌肉的细胞中。此时如果还有剩余的葡萄糖，那么就会被转换为甘油三酯储存在脂肪细胞里。这就是肥胖的原因。

还有人认为，巧克力、坚果里面脂质含量较多，吃太多会长粉刺。他们也许以为食物中的脂质会原原本本地反映在脸上。

的确，长粉刺的原因就是皮肤里的甘油三酯过多，导致痤疮杆菌增殖所致。但是，生成甘油三酯的是米饭与面包里的糖类。所以，并不是吃油腻的食物而导致长粉刺。

如果吃巧克力长了粉刺，那么其罪魁祸首不是脂肪而是糖类。错就错在选择了糖类多的巧克力。

巧克力中的可可，富含多酚，具有很高的抗氧化作用，所以不要把巧克力看作敌人。

因此，吃巧克力要选择糖类少、可可含量高的。具体来说，推荐大家吃可可含量在 75% 以上、糖类含量少的巧克力。

同样的道理，认为吃坚果会长粉刺也是一种误解。

因粉刺、小脓疱而烦恼的人，最好是少吃糖类。

本书多次强调，从我们嘴里吃进去的东西，都会在消化吸收系统中被转换为各种各样的形态。不理解这一点，健康饮食也就无从谈起。

陷入误区的原因　期待着那些自相矛盾的效果

谎言9 "○○对××有效"

吃了海藻，头发也不会变浓密

吃海藻会使头发变浓密。

菠菜可以治贫血。

蚬贝可以缓解宿醉。

累了的时候吃大蒜最好。

番茄中的番茄红素可以预防衰老。

像这样自相矛盾的都市传说数不胜数，比比皆是。

不管是海藻、菠菜、蚬贝还是番茄，都是富含营养，可以积极摄入的食材。但是，若是期待有上述效果，那就会令人大失所望了。

请大家冷静思考一下，头发的主要成分是蛋白质，而海藻里面基本不含蛋白质。

想治疗贫血，比起吃菠菜更应该选择吃肉。肉里含的是血红素铁，而菠菜里含的是非血红素铁。血红素铁的吸收率要比非血红素铁高 5～6 倍。

至于蚬贝，人们说其中含有的"鸟氨酸"可以缓解宿醉，不过本占地菇（玉蕈离褶伞）里所含的鸟氨酸更多。那么，大家会吃如此稀有的菌类来缓解宿醉吗？

大蒜中的蒜素会促进维生素 B_1 发挥功效，有利于缓解疲劳，如果配合富含维生素 B_1 的猪肉一起吃，效果会很好。

最新的研究已经证明，番茄里的番茄红素并不具有预防衰老、帮助长寿的功效 [14]。但是，番茄本身是很好的食材。

不要再局限于某一食材，有"○○对 ×× 有效"这种单纯的想法了。

陷入误区的原因　年代考证不严谨

谎言 10 "日本料理是健康饮食"

日本料理的菜谱中有很多菜糖类和盐分过多

我每次倡导控制糖类时，总会有反对的声音。

"日本人就是吃米饭长大的。"

他们主张的根据是——大家都说"日本人自古就是这样生活的"，"这是过去的人经过思考后才得出的结论"。

那么，这里所说的"过去的人"指的是什么时代呢？如果"过去的人"所指的是江户时代和明治时代的话，那么我只能说年代考证过于不严谨。

我们的祖先并非始于江户时代。在更加久远的绳文时代，作为日本人的我们就已经完美地形成了遗传基因。

当时的日本人是靠着狩猎、采集生活的，并没有吃大米饭的习惯。

之后过了相当长的一段时间，日本人才了解了农耕，懂得了稳定获得谷物及储存谷物的方法。之后又明白了更加美味的吃法，也就是大米饭配着带有咸味的菜肴一起吃。

在某家商务宾馆的"日式早餐"中，大米饭和味噌汤可以随便添加，而且还配有咸菜、竹荚鱼干、腌煮羊栖菜。

如果把这样的餐食定义为"日本料理"的话，那绝对不能称为健康饮食。即便在不添饭的情况下，其中已经包含了55克的糖类。只是大米饭这一项，就已经达到了每天应摄取糖类总量的50%。对于想减肥、正在控糖的人，仅仅是这一碗饭，就已经达到了一天的摄入标准。

从健康上考虑，最需要小心的就是糖类的过剩摄取。现在很多国家的人都陷入了糖类过剩的状况，其原因正是 "传统饮食"，这实在是一个极大的讽刺。

对日本人来说，大米饭可以说是最具代表性的传统饮食。对美国人来说，传统饮食就应该是披萨、汉堡包、可口可乐吧！

所谓的传统饮食，从漫长的人类历史来考虑，是最近才出现的食物，而我们却因它而肥胖，因它而损害健康。

为了能够健康长寿，我们必须养成且放在首位的饮食习惯就是"减少糖类"。热爱日本料理当然无可厚非，但是绝不能过量吃米饭。

谎言 11　"牛奶是对身体好的饮品"

有研究指出：牛奶具有导致癌症和糖尿病的风险

牛奶到底是否对健康有益，现在有各种各样的意见分歧。

在世界长寿村，人们喝着鲜挤的牛奶。另一方面，先进国家的研究指出：怀疑牛奶有增加患结肠癌和乳腺癌的风险[*15]。

相反，也有牛奶减少患结肠癌风险的报告[*16]。

另外，在北欧，人们给小孩喝牛奶，而经过相关研究得知：该地区 1 型糖尿病的发病率较高[*17]。

的确，我们应该注意一些问题。

当然，我不认为牛奶本身有什么不好。

在序章中介绍的普莱斯博士的研究告诉我们：瑞士的洛特辛塔尔溪谷的人以鲜奶、奶酪等乳制品及黑麦面包为主食，非常健康地生活着。而且他们虽然不刷牙，但却没有蛀牙，牙齿排列也非常漂亮，血管性疾病（脑卒中、心肌梗死）等文明病也未见踪影。孩子们冬天也赤足玩耍，健康、活泼地生活着。

这样看来，牛奶本身并不坏。问题在于产牛奶的奶牛在怎样的环境中被饲养，还有那些牛奶是怎样被制成商品的。

在食品制造商管理的牛舍中，狭小的空间里挤着好多头牛。为了防止在这样的环境下发生感染，还为这些牛喂食抗生素。在有些国家，为了让牛快速成长，还给牛喂食增肥剂。

这样饲养的牛和放牧散养的牛，挤出的牛奶品质当然截然不同。

而且，牛奶在高温杀菌的过程中，还会失去乳酸菌等宝贵的营养成分。

从以上情况来看，我们应该抛弃那些"每天必须喝1瓶牛奶""为了补钙必须喝牛奶"等固有观念！

对于钙质及其他人体所必需的营养，人们即使不喝牛奶也可以从其他食品中充分摄取。

陷入误区的原因　被冒牌货所欺骗

谎言 12　"日本酪冰是健康的"

酪冰是用油制作的，是与冰激凌完全不同的食品

喜欢甜食的人最爱吃冰激凌。在大多数的旅游景点都会出售冰激凌蛋筒，而且便利店的冰激凌专用冰箱里，就连冬天也是琳琅满目、品种丰富。由此也不难看出人们对它的需求量。

在便利店的冰激凌专用冰柜里，塞满了各种各样的商品，仔细观察就会发现，里面不只是冰激凌，还有日式冰牛奶、日本酪冰、冰糕等共 4 种。

最容易明白的是冰糕，有放在碗里的刨冰、冰棍儿两种，都是清凉饮料水冻成的，可谓砂糖大聚合。

最不容易分清的就是冰激凌、日式冰牛奶、日本酪冰。这 3

种是根据成分不同来进行划分的。

"冰激凌（ice cream）"的商品标准是固体乳性成分在 15% 以上、乳脂肪 8% 以上。只有达到这个标准才可以称作冰激凌。

日式冰牛奶（ice milk）的固体乳性成分在 10% 以上，乳脂肪在 3% 以上；日本酪冰（lacto ice，日本乳酸冰激凌）的固体乳性成分在 3% 以上。在商品的成分表中都写得很清楚。

看了这个成分表，有很多人认为"为了健康还是吃乳脂肪比较少的日本酪冰吧"。但是，这个判断是完全错误的。

日本酪冰（日式冰牛奶也一样）和冰激凌相比乳质成分少，但是味道还是和冰激凌差不多。为了接近冰激凌的味道，于是厂家在生产中就加入了植物油。

这样的植物油脂中含有对人体有害的反式脂肪酸。选它不如选稍微贵一点的、真正的冰激凌吃，这样更健康。

还有，加在咖啡里的好像牛奶一样的"伴侣"也一样。那不是牛奶，而是在植物油和水里加上叫作乳化剂的添加物制成的。

别再吃那些冒牌货啦！

陷入误区的原因　经不起广告词的诱惑

谎言 13　"超级食品超级棒"

营养价值特别高的食材在身边比比皆是

"超级食品"一词是 20 世纪 80 年代在美国和加拿大开始使

用的。奇亚籽、阿萨伊浆果、藜麦、玛卡、生可可等备受瞩目，但并不能决定"具体哪款是超级食品"。

其定位实际上也比较暧昧，"营养极为均衡，比一般食品营养价值高的东西"，大概就是这种感觉。

在海外，把日本的抹茶看作是超级食品，实际上，新的超级食品可谓层出不穷。

如果感觉是"营养极为均衡，比一般食品营养价值高的东西"的话，吃了总不会吃亏吧！不过，<mark>吃了它也未必能保您健康</mark>。所以，不要被那些广告宣传所煽动。

其实，在超级食品一词尚未普及的时代，日本就流行过很多食材。

比如很早以前的西梅干、芦荟等，都是当时的"珍稀"食材。正是因为罕见，所以人们才越发觉得"有效果"。

这样说好像有点不怀好意，不过，突然从天而降的优秀食材，大多应该是有什么背景吧！或许是有人发现"这个东西好卖，能火"，所以才设好了圈套。

如今，健康就是金钱。

从事食品行业的人都会去寻找"具有健康感的食材"来介绍。

我不会制止大家摄取这些食材。但是，<mark>不要再相信它"一定有超级效果"哟！</mark>

谎言 14　"汉方药和天然成分都安全"

有些会有严重的副作用

很多人认为："医院给开的药都效力过强，很危险。和这些药相比，保健品和汉方药疗效比较平稳，相对安全。"但这是天大的错误。

由医师会等组织下发给医疗界相关人士的资料[18]中，记载着很多因保健品、汉方药副作用而造成严重后果的案例。

比如姜黄，"好像对肝脏不错"，有很多人在酒局前后饮用。然而，已经有因摄入姜黄而造成肝脏损伤的病例报告[19]了，这绝不是危言耸听。

被曝光出的造成最多受害者的是软骨素、氨基葡糖。在生物化学中，氨糖、软骨素均属于糖胺聚糖，对其过量摄取而导致肝脏等内脏功能障碍，引起血压升高、血糖值上升的病例很常见。

而且，整合了过去有关氨基葡糖功效研究的荟萃分析研究报告已经在世界一流医学杂志[20]上发表。其对缓解膝盖骨关节疼痛完全没有效果，人们对这一点已经得出了明确结论。

实验表明，短期使用（3 个月），长期使用（24 个月）后，都没有效果。而且这个是去除了企业赞助的研究后的分析结果。也就是说，由企业赞助的研究是靠不住的。

汉方药也是一样的。

过去曾经说"八味地黄丸"这一汉方药对治疗糖尿病性神经病有效。但实际上，该药对周围神经病变引起的麻木改善效果不明确，因此，不再被继续使用。其实，我三十多年前也曾经开过这样的处方，不过现在已经停用了。

但是，现在去汉方药房，他们竟仍然推荐说"有效啊"，所以现在还有人在继续服用。或许他们认为："害怕医院开的药有副作用，所以还是吃汉方药比较好。"

另一方面，也存在一些像维生素 D 等有食用价值的保健品（请参照 232 页）。实际上，您的健康大部分取决于您是否拥有"正确的知识"。

陷入误区的原因 "专家"告诉我们错误的信息

谎言 15 "减肥能使肌肉减少"

肌肉不会因减肥而减少

限制糖类的摄入是最健康有效的减肥方法。

在健身房工作的教练，他们都知道限制糖类的摄入是有效的。但是，大多数教练都会同时告诉您一些错误的知识，他们现在还在相信："快速减肥，体重会下降，肌肉会减少。"而且"如果肌肉减少了，基础代谢就会降低（这是对的）"，以此为理由，推荐您摄取蛋白粉。后面我会详细说明，蛋白粉的过量摄取会给肾脏造成巨大负担。

他们所说的"肌肉会减少"，这明显是一个误解。体重减少，肌肉就会减少，这在生物化学上是不可能出现的事情。大概只不过是因为人瘦了，你感觉"肌肉减少了"罢了。

比如，丰满女性的腿原本很粗，减肥后体重减少了，腿就变细了。这时减少的是脂肪，而不是肌肉。马拉松选手特别瘦，但是肌肉丰满。

说起来，从生物化学的角度来看，消耗能量是有一定顺序的。

首先，从摄取的糖类中得到的葡萄糖与氧反应后，生成叫作ATP的能量物质。葡萄糖消耗结束后，接下来就消耗果糖和乳糖等。

当这些都消耗完以后，接下来才会消耗肌肉和肝脏中储存的糖原。糖原在体内的最大储藏量为270～300克（相当于1200千卡）。

待这些糖原都消耗完以后，这才开始消耗脂肪。脂肪酸经β氧化后产生酮体，即使没有葡萄糖大脑也能正常运转。如果身高为平均数值，体重在70千克左右、微胖的人，体内蓄积的脂肪（相当于135000千卡）足够维持身体使用若干个月。

而且，当所有这一切都消耗殆尽后，才会开始消耗肌肉的能量，这种情况只有在山里遇难的时候才可能发生。您了解了这样的事实以后，就不会再把"体重减轻了，肌肉就会减少"挂在嘴边了吧。

陷入误区的原因　不仔细斟酌质量和内容

谎言 16　"我进行了精密体检，所以没问题"

传统的精密体检漏洞百出

在我的诊所以及其他医院看病的患者中，有很多人是在做公司健康体检或者精密体检（Ningen Dock）时被查出高血糖。

他们大部分都拿着体检结果来就诊。我会将所有的项目都过目，而且每次都十分担心。

我总说："这样的检查根本无法在早期发现癌症。"

如今的日本，每 2 人中就有 1 人患癌症，其中每 3 人就有 1 人因癌症死亡，癌症对我们的生命威胁最大。

和以前相比，日本人的寿命有所延长。因化学物质污染也有所增加，所以从这一点上来看，患癌症的人数增加本身，在某种意义上来说也是没有办法的事。但是，死亡人数是可以减少的，为此就需要早期发现、早期治疗。

早期发现癌症的重要性，这一点很早以前就被反复强调，但是大家都不把它当一回事。"我应该没问题"，大家都这样毫无根据地自我安慰，自以为是。

但是，如果每 2 人中就有 1 人患癌症的话，那就必须更加重视，努力做到早期发现。

然而，您现在也还在接受着这样的检查吧——胃部的钡餐检查、肺部的 X 光检查、便潜血检查，等等。非常遗憾，这些检查都无法在早期发现癌症。

实际上，有很多因癌症而死亡的人都说过："我每年都进行健康体检，可是怎么发现了就已经是晚期了呢？"

不仅仅是癌症，心肌梗死、脑卒中等，这些性命攸关的病症前兆，在健康检查和精密体检中有很多都被遗漏了。

您已经想认认真真地思考如何调整饮食了，那么您是不是应该不要因为这些无聊的理由丢掉性命啊？革心易行，积极接受各种检查吧！那么，到底接受什么样的检查更好呢？本书将在第5章中详细说明。

饮食术 2
——实践宝典

第 2 章

人体的结构告诉我们

"三大营养素"的最佳摄取方法

什么是对身体来说最自然的饮食方法

为了人类"生存下去"早已被程序化的、碳水化合物（糖类）、脂质、蛋白质的天然的饮食方法是什么？

人类早已被程序化的天然饮食方法
250万年间形成的"狩猎采集民族"的饮食方式

从遥远的祖先时代起，摄取食物的目的就是"为了生存下去"。现在我们大都首先考虑的是"因为想吃所以吃"，但最终目的还是为了延续生命，这一点是没有变化的。

所有的生物都有着延续生命、繁衍后代的使命。为了完成这一使命，我们的每一个细胞都已经被程序化了。

但是，正如在序章中谈及的环境变化，现代人的程序已经出现了错误。请您回想一下那些"波廷杰的猫"。

猫，原本是靠扑食老鼠生活的，它们当然是生食老鼠。因此，被喂食了加热后饵料的猫，作为一个生命体就出现了严重退化。

狮子也一样。狮子本是肉食动物，他们早已完美地被程序变为：只要生食肉类就可以生存。如果持续给狮子喂食加热后的肉，它们就将和猫一样，经过几代就会灭绝。

另一方面，人类是杂食动物。我们的身体是作为杂食动物生存而被程序化的。那么，什么叫作杂食呢？

"不管什么，能吃就行！"这显然是错误的。

人类的DNA（基因）程序是自远古时代的祖先，智人诞生的时代就已经完成了，那时的祖先是作为狩猎采集民族生存的。

日本人也一样，作为我们起源的祖先，不是农耕民族，他们靠打野猪、钓鱼、采集果实和贝类为生。因此，可以说这样的生活才是最符合我们的身体的生活。

但是，现代人的饮食生活却完全无视自己的细胞程序。特别是开展农业以来，日本人摄取了越来越多的大米、小麦等糖类，日本人的饮食生活也由此发生了巨大的变化。

的确，农耕生产的发达，使得人们的生活日渐富足安定。因此，人口也不断增加。我无意否定这些努力，然而人类在相当长一段时间里，以狩猎采集为生，和漫长的人类历史相比，开始农耕生产的历史仅为仰俯之间。

何谓"三大营养素"
也许您也会受骗的饮食"非常识"

本章要探讨的是"三大营养素"，因此，我在这里再强调一下。所谓三大营养素，即糖类（碳水化合物）、脂质、蛋白质。

碳水化合物中除糖类外，还包含着少量不易消化的膳食纤维。但是米饭、面包、荞麦面等碳水化合物中几乎都是糖类。所以本书在表示"糖类"时，就等于指的是"碳水化合物"，两者同义。同样，有时也写作"碳水化合物"，这也与"糖类"是同义的，请您理解。

那么，三大营养素的作用是什么呢？本书后面将详细叙述，这里先简单把握以下几点即可。

碳水化合物（糖类）是能量源。

脂质是构成细胞膜的成分，起着重要的作用。

蛋白质是肌肉和骨骼不可或缺的重要成分。

也就是说，无论缺少哪一个，人都无法生存。

但是，生活在现代日本的我们，并不会陷入"因糖类不足而无法维持健康"的状况，这种情况只有在山中遇难不吃不喝的情况下才可能发生。而事实正好相反，处于糖类摄取过剩、脂质不足状况的人不计其数。

下面我会介绍一些数字，但这些数字有点费解。如果您已经明确了上述几个要点，了解了糖类摄取过剩而脂质不足者大有人在，而且现代社会几乎不可能陷入糖类不足，那么，下面的具体数字部分就可以跳过不用看了，没必要细致了解。

"那么，为什么还要列出那么难的数字呢？"如果您这样问的话，我会告诉您，因为有人有这样的需求："我希望彻底理解。"

有时，"忙碌的人没有时间考虑麻烦的事，简单回答就可以了"，我常常听到这样的呼声。但是，我并不这么想。真正思考自己健康的人，越是忙碌就越想听到能让自己心服口服的解释。

日本厚生劳动省关于"平衡膳食"的模糊概念
日本人摄取糖类过多的陷阱

营养师所说的"平衡膳食"之标准，在于"按什么样的比例从三大营养素中获取能量"。

糖类（碳水化合物）和蛋白质每 1 克能产生的能量为 4 千卡，脂质每 1 克能产生 9 千卡能量。

营养师是这么说的："一天必需的能量要从这些营养素中平

衡摄取。"但几乎没有人知道如何才能实现平衡摄取。

让我们来参考一下《日本食品成分表》（2018 年 7 版，医师药出版编）的内容。

比如，100 克鲕鱼的鱼块中，含碳水化合物 0.3 克、脂质 17.6 克、蛋白质 21.4 克；100 克胡萝卜中，含碳水化合物 9.3 克、脂质 0.2 克、蛋白质 0.7 克。

但是，我们只听这些数据，根本就反应不过来。

而且，这里说的都是 100 克中的含量。自己午餐时吃的定食套餐中，鱼块到底是多少克呢？这很难把握。

据日本厚生劳动省发表的《日本人饮食摄取标准》（2015 年版）显示，最适合的能量摄取平衡：碳水化合物 50%～65%、脂质 20%～30%、蛋白质 13%～20%。这些与二十多年前日本糖尿病学会的饮食标准相同，所以日本厚生劳动省就采取了这个标准。

其实您没有必要记住这些数字。只是请您感受一下日本厚生劳动省和糖尿病学会的标准中，碳水化合物的比例较高。

前面我已经说过，每 1 克碳水化合物和蛋白质产出的能量为 4 千卡，每 1 克脂质产出的能量为 9 千卡。

因此，我们单纯地来计算，比如，一天需要 2000 千卡的人，他这样吃就可以了：碳水化合物 250～325 克、脂质 45～67 克、蛋白质 65～100 克。

日本厚生劳动省也提出了男女的平均标准值。

请看表 2-1。

表 2-1　如果按照厚生劳动省推荐的摄取量，碳水化合物过多

厚生劳动省推荐的各年龄段的摄取热量及三大营养素的摄取量

男性				
年龄（岁）	热量（千卡／日）	碳水化合物（克）	蛋白质（克）	脂质（克）
18～29	2650	381	60	74
30～49	2650	381	60	74
50～69	2450	352	55	68
70～	2200	316	50	61

女性				
年龄（岁）	热量（千卡／日）	碳水化合物（克）	蛋白质（克）	脂质（克）
18～29	1950	281	49	55
30～49	2000	288	50	56
50～69	1900	274	48	53
70～	1750	252	44	49

这样太多！

出处：日本厚生劳动省《日本人的饮食摄取标准》（2015 年版）。成分量按中间值计算。身体活动为"普通"水平。女性除孕妇和哺乳期妇女。

　　30～49 岁的男性每天必需的能量按 2650 千卡计算。假设60% 从碳水化合物中摄取，15% 从蛋白质中摄取，25% 从脂质中摄取，则推荐摄取 398 克碳水化合物，99 克蛋白质，74 克脂质。30～49 岁的女性每天必需的能量为 2000 千卡，则推荐摄取 300克碳水化合物，75 克蛋白质，56 克脂质。

　　但是，按照这个比例摄取，我不认为是"均衡摄取"。因为

脂质对身体非常重要（详情后叙），有着多种用途。而碳水化合物却只能作为能量源，多余的部分就会马上转换为脂肪。考虑到上述情况，我认为应该增加脂质，减少碳水化合物的摄取量。

对现代人来说，什么是正确的"饮食平衡"
如果不加控制，摄糖量马上就会超标

在美国，一天消耗 2000 千卡的人（几乎所有职场人士都属于这一类）应以下面数值为大致参考标准[21]。

·碳水化合物　1 天 360 克

·脂质　　　　1 天 65 克

·蛋白质　　　1 天 50 克

我认为，这个标准的碳水化合物摄取量仍然偏多。理想的碳水化合物摄取量为 120 克，如果想减重的人最好减至 60 克。

但是，实际上，很多每天并不需要 1600 千卡的老人们也都摄取了 300～400 克的碳水化合物。年轻人摄取的量更多，有很多人已经超过了 500 克。他们也都毫不费力地超过了日本厚生劳动省和糖尿病学会的宽松标准。

希望大家不要搞错，这只是"含有碳水化合物的量"，并不只是米饭、面包的"重量"。比如，一碗煮荞麦面（清汤面），约 200 克，其碳水化合物的含量为 52 克。

虽然如此，早中晚餐的米饭和面包、面条类，还有零食蛋糕、小点心等，这些食品加起来，碳水化合物会轻而易举地突破 300 克。像这样不以为然地生活下去的话，现代人就会马上陷入糖类摄取过量的境地。

另一方面，特别是脂质，它是在身体各个部位都发挥着重要作用的营养素，如果摄取不足，就会造成极为严重的影响，所以可以多摄取一些。

当然，<mark>有必要重视其"品质"</mark>。比如，同样是摄取 100 克的肉，是夹在快餐店的汉堡包里的"肉料"，还是优良环境下培育的散养鸡的鸡腿肉，两者的品质会截然不同。特级初榨橄榄油与满是反式脂肪酸的人造黄油，简直是天壤之别。

在了解了以上这些知识后，下面让我们来思考一下三大营养素的知识吧！

①减少碳水化合物摄入

我们要认识到：如果不以为然地继续这样生活下去的话，我们一定会陷入糖类过剩的境地。充分认识到这一点非常重要。糖类不仅会造成肥胖和糖尿病，还会造成癌症、心肌梗死、脑卒中、阿尔兹海默病等所有的生活习惯病。

②可以再多摄取些脂质

如果每天摄取脂质超过 300 克的话人会发胖，而实际上，没有人会摄取那么多。相反，如果摄取不足，会危害健康。所以可以再多摄取一些。那么，为什么摄取脂肪也不会直接变胖呢，后面章节中将会详细介绍。

③蛋白质不增不减

由于蛋白质会被再利用，因此，即使持续不摄取，肌肉也会维持原状。而蛋白粉对肾脏有害，所以请尽量避免摄入。

那么，具体应该安排什么样的饮食呢？关于具体实践方法，本书将在第 3 章、第 4 章中详细加以介绍。本章中我们再详细看看三大营养素。

糖类

糖类摄取的机制

"无论什么人种，肥胖都会提高其死亡率"

食物在口中咀嚼后与唾液混合被送入胃中，人们在饭后会分泌出 500 毫升左右的胃液进行消化。不过，三大营养素的消化速度有所不同。碳水化合物需要 2～3 个小时，蛋白质需要 4～5 个小时，脂质需要 7～8 个小时。

糖类中有多糖、双糖、单糖。米饭、面包、意大利面、薯类等属于多糖；砂糖属于双糖；水果中含的果糖和葡萄糖则属于单糖。

多糖是由许多葡萄糖等单糖相连而成，双糖是由 2 个葡萄糖或果糖相连。无论哪种，都因消化酶不同，最终会分解为一个一个单独的葡萄糖或果糖。

无论你吃了荞麦面还是吃了土豆，或是吃了小点心，这些食物最终全部都会被分解为葡萄糖等单糖，进而被吸收后释放到血液中。这些葡萄糖都会直接成为能量源。

马拉松选手中就有在比赛前多吃碳水化合物的选手，大概他们所吃进去的能量会在比赛中全部耗尽吧。

但是，在日常生活中，一般人饭后血液中的葡萄糖会有剩余。这时，身体为了不让血糖值上升过高，叫作胰岛素的激素就会被分泌出来，用以处理多余的葡萄糖。

具体来说，胰岛素将多余的葡萄糖变为糖原，进入肝脏和肌肉的细胞中。如果还有多余的葡萄糖，将会变为甘油三酯进入脂肪细胞中。这就是变胖的原因。

因此，如果想瘦下来的话，就只能做与之相反的事情。

如果能控制糖类的摄入，储存在肝脏和肌肉细胞中的糖原就会变回为葡萄糖，并作为能量被使用。

如果能量仍然不足的话，脂肪细胞中的甘油三酯则会被分解为脂肪酸，成为能量被燃烧。至此，才会开始变瘦。（顺便说一下，作为能量源使用时，首先使用脂肪，然后使用蛋白质。所以脂肪如果不被全部消耗掉的话，蛋白质绝对不会消耗，肌肉也不会减少。）

控制糖类摄入对减肥有效的原因就在于此。

决定性的医学论文：证明限制热量没有意义
惊人实验结果："低脂肪饮食"最没有减肥效果

"吃进身体里的热量比消耗掉的热量多的话就会变胖，如果少的话就会变瘦。还有比这更简单明了的事实吗？"

就是在现在，那些相信"肥胖乃热量过剩学说"的人，一定会常常把这句话挂在嘴边。这一点在那些相信道理和数字的男性中更为多见。

为了生存，我们所必需的能量，的确是用热量来表示的。也就是说，活动量大的年轻男性会消耗较多的热量；几乎不运动者，而且基础代谢下降的老年人，热量的消耗量停留在较小范围。到此为止，都没有任何异议。

而且，如前所述，糖类、蛋白质每1克会产生4千卡的热量，脂质每1克会产生9千卡的热量。因此，将糖类转换为脂肪存储在身体内，就可以压缩一半的重量，减轻体重。而且，糖类转化成脂质后形成的甘油三酯，它拥有的热量相当于由葡萄糖合成的、储存在肝脏内糖原的4倍[*22]。也就是说，人类在体内蓄积热量时，会将糖类变为脂肪，我们的身体具备这样效率更高的机制。

但是那些信奉单纯热量学说的人认为："因为蓄积的脂肪而肥胖，所以就不能再摄取脂质了。"

他们完全不懂得碳水化合物和脂肪的代谢原理。

"吃进身体里的热量比消耗掉的热量多的话就会变胖，如果少的话就会变瘦。还有比这更简单明了的事实吗？"

乍一听，这些人说的意见好像非常有道理。他们大概把人体想成是一条管道了吧！但是，我们人类并不是那么单纯的生物，人体有着更为复杂缜密的功能。

在专家们中，热量理论早已成为过去式了。

前面我也曾讲过，在此再简单介绍一下顶级期刊《新英格兰医学杂志》（2008年）刊登的学术研究论文吧！[*23]

这项研究历时2年，以322名中度肥胖者为对象，分别比较了以下3种减肥方法。

①用低脂肪饮食限制热量：男性每天1800千卡、女性每天1500千卡，热量的30%取自于脂肪。其中10%为饱和脂肪酸。

②用地中海饮食限制热量：男性每天1800千卡、女性每天1500千卡，热量的35%取自于脂肪。其中包含30～45克的橄榄油和5～7枚（20克以下）的坚果。（地中海饮食指的是意大利、希腊等地中海沿岸各国的传统饮食。橄榄油、全谷物、蔬菜、水

果、豆类、坚果丰富，也吃乳制品、鱼、红葡萄酒。)

③低碳水化合物饮食：不限制热量，在最初的 2 个月，每天摄入的碳水化合物控制在 20 克以内，之后逐渐增加到 120 克。

每天 120 克碳水化合物也是非常少的，日本人一般 1 天摄取超过 300 克的碳水化合物，这一点请您先要有所了解。

研究结果如图 2-1 所示。

很明显，完全无热量限制的低碳水化合物饮食小组，其减肥效果最为明显，减少脂肪的低热量饮食小组成绩明显最差。

平均体重变化

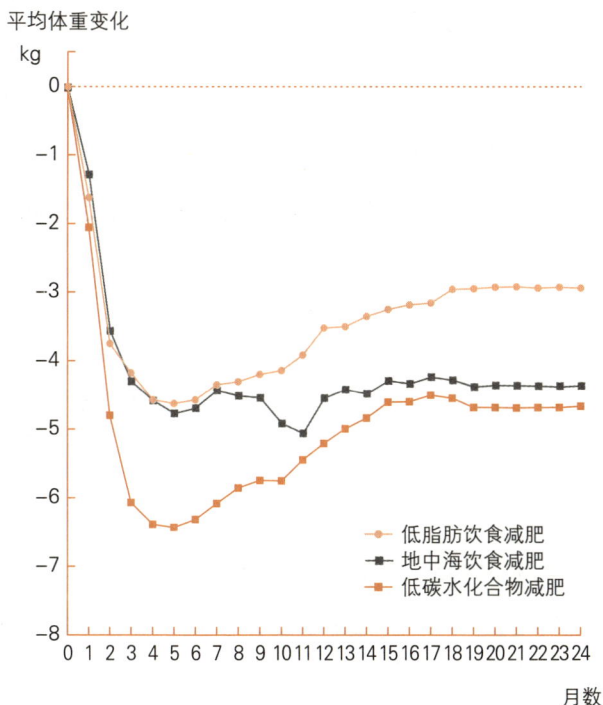

出处：N Engl J Med 2008; 359: 229-241

图 2-1　低脂肪、地中海、低碳水化合物各种减肥效果的比较

这项研究是在同一个设施内进行的，研究对象超过 300 人，连续 2 年进行观测，具有极高的可信度，所以被誉为"一级证据"。

至此，胜负已经没有悬念："如果想减肥不是要控制热量，而是要减少糖类摄入。"该研究完成几年后的跟踪研究还发现，低碳水化合物饮食（脂肪多的饮食）一组的安全性也得到了印证，该组研究对象的胆固醇下降，心肌梗死等发病率也不高。

在此之后，许多值得信赖的论文都证明，和限制热量相比，限制糖类对健康的贡献更为卓著，如 2017 年《柳叶刀》登载的 PURE 研究等。

许多人相信的"热量学说"很粗糙
致力于减少脂质却反而成为肥胖率较高的美国之惨状

最先提倡热量学说的是美国营养学家吉恩·迈耶。

他曾在哈佛大学工作，后任塔夫茨大学（Tufts University）校长，他发表了很多关于肥胖的论文，被公认为是关于体重调节的第一人。但是他的研究属于纸上谈兵，并没有使肥胖人真正瘦下来的实证。

艾森豪威尔因心肌梗死病倒的时候，人们也单纯地提出了热量学说，得出了"脂肪过剩摄入是病因"这样错误的结论。

我推荐控制糖类摄入来减肥，有人就与我针锋相对。而持反对意见的人们的根据已经是陈旧的理论。他们的下列主张，其实只不过是在重复 20 世纪 60 年代以来的老生常谈。

①糖类限制违反了热力学的第一定律。在"摄入的热量和排出的热量"这一点上，根本不符合。

②减少碳水化合物的摄入会造成营养不均衡。

③最终会造成高脂肪饮食，使血脂升高，进而引起心脏病。

关于①，正如前面已经说过的，单纯的热量的"出入"并不能解释人体的代谢问题。

关于②，可以断言，控制糖类摄入才是真正的营养均衡的饮食。其实，现代人的饮食正是偏向于碳水化合物，而维生素、矿物质等重要营养素不足。减少像米饭、面包这样的主食，增加菜肴类，这样才是健康的饮食。

关于③，事实究竟如何呢？采取低碳水化合物的饮食后，胆固醇降低，心肌梗死的患者也没有增加 *24。

过去，由于吉恩·迈耶主张"脂质的过度摄取是心肌梗死的原因"，所以在美国朝着"减少脂质，以碳水化合物来补充"的方向前行。于是，美国成了肥胖率较高的国家，并且导致心肌梗死的患病率激增。

现在，美国人死因的第 1 位就是心肌梗死等心脏病，每年有 61 万人因此而死亡（截至 2015 年）。心肌梗死是由于心脏的冠状动脉狭窄，形成了血栓而阻塞造成的。糖类摄取过度后便会出现肥胖、引起血管慢性炎症、被称为"好胆固醇"的高密度脂蛋白（HDL）减少等情况，从而形成了患心肌梗死的条件。

肥胖者不仅容易患上心肌梗死，还容易患脑卒中、糖尿病、高血压、癌症、阿尔兹海默病等很多重大疾病。

肥胖乃万恶之根源，而导致肥胖的正是碳水化合物。

吃脂肪也不会肥胖的三个理由

生物化学告诉我们的不可撼动的人体事实

"肚子上都是脂肪。就这些东西堆积在我肚子上，所以我胖。吃这样的脂肪还不胖？我不能相信。"

我想大多数人是这个心理吧！因为谁也没有回答过这个问题，所以限制糖类摄入可以减肥似乎就变得很难理解。

在这里，我从生物化学的角度来说明一下，为什么吃脂肪也不会发胖。

理由有 3 个。

首先，吃了脂肪，它不会立即成为皮下脂肪或内脏脂肪，因为我们的身体机制并非如此。脂质有着很重要的功能，它是必不可少的营养素。

脂质是形成人体 37 兆个细胞必不可少的成分。细胞膜是由叫作磷脂的脂肪构成的，而且由于它不断改变，所以也不断需要脂质。

而且，脂质还是形成各种激素的材料，还被用于前列腺素等类似激素的信息传递物质。有一种脂肪很多人都特别在意，它叫作胆固醇。现在已经研究证实，当从食物中摄取的胆固醇量不足时，便会在肝脏中大量形成。由此可见人体是多么需要胆固醇。

其次，我们必须注意到，我们并没有摄取那么多脂肪。日本人一天平均脂肪摄取量为男性 74 克、女性 56 克。如此少量的脂肪被细胞膜和激素的形成消费后，就无法剩下来附着于身体上了。

与此相比，男性平均摄取 400 克以上的碳水化合物（是脂肪的 5.4 倍）。正是这些碳水化合物，剩余后被转化为脂肪储存在身体中，进而造成肥胖（专门转化为脂肪储存的理由，请参看 65 页）。

最后，脂肪具有难以吸收的性质。碳水化合物、蛋白质等被分解为葡萄糖和氨基酸，几乎百分之百地被人体吸收。但是，脂肪很难溶于水，是在肠内很难被百分之百吸收的营养素。

特别是肉、黄油等饱和脂肪酸的吸收率更差。即使大量食用，也很难被身体吸收，这一点已经通过研究被证实[25]。而且，胆固醇也一样，吸收率很差[26]。也就是说，脂肪吃多了也不会被身体全部吸收，会随大便排出体外。

从以上的理由来看，脂肪不会造成肥胖，所以可以安心地食用肉的脂肪。

人为什么容易胖，不容易瘦呢

年纪越大，越容易肥胖的机制

如果摄入过多的糖类，分解后的葡萄糖就会充满在血液中。这时，由于胰岛素的作用，多余的葡萄糖就会转变为甘油三酯被吸收进脂肪细胞。这就是变胖的机制，关于这一点已经说过多次。

因此，变胖很简单。多吃咖喱饭、拉面、寿司、饭团、荞麦面等日本人特别喜欢的以碳水化合物为主的饮食，这样是一定会使人变胖的。

1755 年生于法国的布里亚·萨瓦兰（Brillat-Savarin），他既是律师也是政治家，同时也因美食家而为众人所知。他于 1826 年出版了《厨房里的哲学家》[27]一书。他在书中意味深长地指出：

"请您告诉我您吃的是什么？那样的话，我就可以告诉您，您是怎样的一个人？"

而且，他通过与肥胖者超过 500 次的当面访谈，写下了如下文字："肥胖的男人不停地吃面包、大米、意大利面，而且还不停地谈论着对土豆的热情。""没关系！那你就吃吧！你就继续肥胖下去吧！变丑、变粗、变哮喘，最后你自己融化在脂肪中，死去！"

他还写道："无论是动物还是人，脂肪的蓄积，都是由于谷物和淀粉引起的。"他在 19 世纪就已经看破了糖类的成瘾性。

正如布里亚·萨瓦兰看穿的那样，肥胖的人为了减肥就只有减少糖类摄入。

但是，非常遗憾，变胖和减重并不相同，变胖很简单，减重却非常困难。这是因为人体的构造就不利于减重。

有过减肥经验的人都应该理解。无论你采取怎样的方法，到了一定的时期，体重就难以下降。

前 1～2 周顺利减重，然后就停滞不前，并持续停顿 1～2 周。而且，再减 1～2 周，然后又会停滞不前，如此多次反复。

这是因为，体重减少，造成身体感觉"不妙"，于是控制提高代谢的甲状腺激素的分泌，降低基础代谢，朝着不使用能量的方向努力[28]。

这时，不气馁、继续平静地控制糖类的摄取，就会继续减重。

减重过多的人会造成甲状腺激素低下。"不能再瘦了"，身体会有意识地降低甲状腺激素的分泌 *29。

另外，我再说明一下基础代谢。所谓基础代谢，是指维持生命必要的能量，也就是说即使你什么也不做一动不动也会消耗的能量。

基础代谢随着年龄的增长越来越弱，日本人 30 ~ 49 岁的平均值为：男性 1530 千卡，女性 1150 千卡。超过 70 岁以后，男性 1290 千卡，女性 1020 千卡。

因此，随着年龄的增长，如果您还采用同样的饮食的话，就会越来越胖。

小心故意"被弄成棕色"的碳水化合物
"貌似全麦粉"层出不穷

我常常被问到这样的问题："其实同样都是碳水化合物，棕色的是不是就没问题？"

糙米和荞麦面都是糖类（碳水化合物），在这一点上是没有区别的，都会使血糖值升高，使人变胖。关于这一点，生物化学确定无疑自不待言，而且我的患者各自测定的餐后血糖值变化就更加显而易见。

如果您不相信，就请您实际测一下自己的血糖值。摄入糙米和白米以后，饭后血糖值的上升幅度几乎没有差别。

但是，糙米中含有的维生素、矿物质、膳食纤维比白米中要丰富。所以，和吃白米饭相比，吃糙米更好，这一点我也赞成。同样，和吃白面面条相比，吃荞麦面更好。

然而，有时也要注意，那些棕色的碳水化合物的"棕色"本身存在不靠谱的情况。

比如，大家经常能看到"二八荞麦"，是指小麦粉等占两成，荞麦粉占八成。如果只用荞麦粉的话，太过粗糙，不容易制作。所以在高级的饭店里多用二八荞麦。

但是，在便宜的荞麦面连锁店里，这个比例常常被颠倒过来，店里销售的几乎都是小麦粉的荞麦面（已经很难说是荞麦面的细面条）。也就是说，其实那是白色的碳水化合物。

尽管如此，有的荞麦面连锁店在展示的菜单上明晃晃地写着"吃荞麦不会胖"。大概这正是读出了部分客人的心思了吧！的确有些人心想"棕色的碳水化合物没问题"。

而且在这段宣传语的旁边展示的商品模型就是"炸可乐饼荞麦面"套餐，实在是让人无语。在荞麦面上放着用土豆做的可乐饼，下面的荞麦面条又都是小麦粉，这简直就是白色碳水化合物的大聚合。如果午餐经常吃这样的餐食的话是一定会胖的。

另外，对全麦粉面包也要注意。要看它到底是用百分之百的全面粉做的，还是仅仅含有部分全麦粉。由于食品成分表的标识规定在这一点上比较含糊，所以一不小心就有可能吃到"几乎全是白色碳水化合物的貌似全麦面粉的面包"。

请大家一定注意，这样的商业主义宣传充斥在大街小巷，千万不要被这些宣传牵着鼻子走。

血液黏稠的原因也在于碳水化合物

因糖类而使甘油三酯值变高

我的一位患者（40多岁，女性）在血液检查时，当天的甘油三酯值超过了10000mg/dL（113mmol/L）。拜它所赐，其他很多项检查都无法进行。

在血液检查时，需要将采集的血样放置在离心分离器上，使用分离后的上清液。但是由于她的甘油三酯过多，上面都呈白色浑浊状（医学上称为乳糜）。

为什么会出现这么惊人的数值呢？一问才知道，在检查的头一天晚上，她在夜里吃了一顿满是碳水化合物的晚餐。因为别人送给她的明太子特别下饭，所以她美美地吃了好几碗饭。

"我也没吃什么甜东西啊……"她本人非常吃惊，但是摄入过量糖类6~7个小时后就会形成甘油三酯。这一点在她身上明显地反映了出来。

也就是说，只是没有去接受检查，您还不知道罢了！其实，偏重碳水化合物饮食的人，大多呈现甘油三酯较高的状态。

无论哪个人种，过多摄入碳水化合物都会提高死亡率

米饭同样不利于亚洲人的身体健康

无论我说得多么正确，"和长期食肉的欧美人不同，我们亚洲人适合吃米饭"这种论调是不会消除的吧！

但是，令这些自以为是的人惊讶不已的是 PURE 研究的成果，其成果刊登在 2017 年的《柳叶刀》杂志上 *30。

该研究调查了碳水化合物、饱和脂肪酸、单不饱和脂肪酸、多不饱和脂肪酸及总脂肪量这些物质的摄取量与死亡率的关系。

具体来说，调查覆盖了共计 18 个国家（地区），高收入国家有加拿大、瑞典、阿拉伯联合酋长国；中等收入国家有阿根廷、巴西、智利、中国、哥伦比亚、伊朗、马来西亚、波兰、南非、土耳其、巴勒斯坦、孟加拉国、印度、巴基斯坦、津巴布韦等。调查对象共计约 13.5 万人，从 2003 年开始进行了长达 10 年的跟踪调查。

而且，按照亚洲系列和非亚洲系列分别进行分析。图 2-2 所呈现的就是此次研究的成果，请您参看。各组的上半部分是亚洲人，下半部分是非亚洲人。

由此可见，无论是亚洲人还是非亚洲人，碳水化合物摄取越多死亡率越高，相反，脂肪摄取量越多，死亡率反而有下降的趋势。

不论是哪个人种，对人来说，碳水化合物的过量摄取会缩短寿命，摄取脂肪会有助于长寿。而且有关胆固醇的最新指标"ApoB/ApoA1"数值，也可以通过增大脂肪摄取量得到改善。（有关该数值，将在 85 页阐述。）

当然，此篇论文的内容颠覆了迄今为止的常识。由于它的冲击力过大，所以出现了很多质疑的声音，如质疑在发展中国家的调查方法等。国际顶级杂志《柳叶刀》在这些质疑声中审核后刊登了该论文，这也说明该研究成果是值得瞩目的。另外，顶级杂志也同时登载了持批判意见的文章。

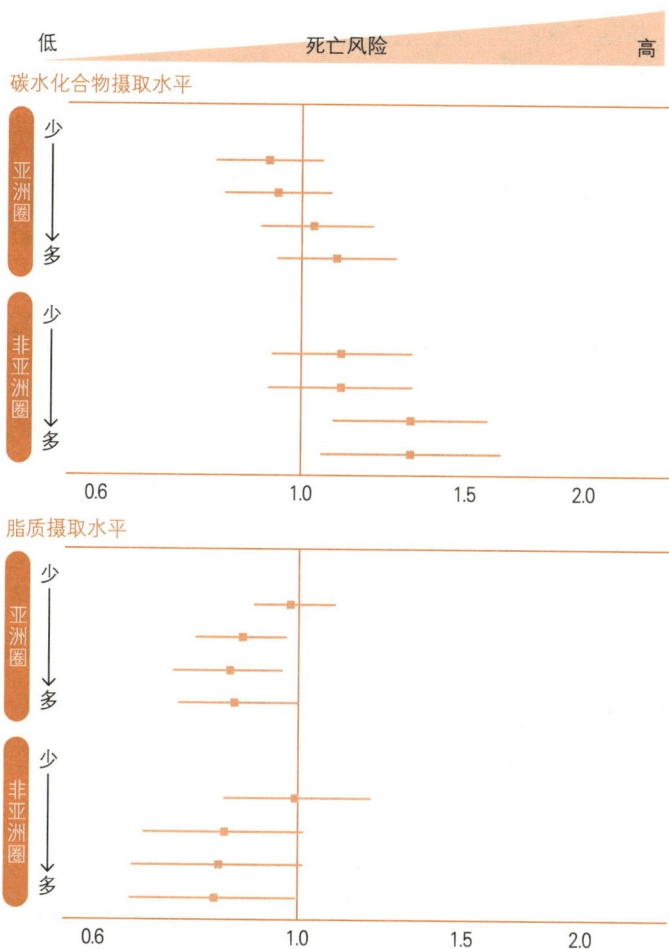

出处:《柳叶刀》2017；390：2050-2062（部分修改）

图 2-2　多摄取脂肪有益健康

脂质

脂质摄取的机制
"摄取越多，死亡率越低"

通过饮食摄取的糖类都会被分解为葡萄糖和果糖。同样，脂肪在摄取以后，最终也会被分解为脂肪酸和叫作单酰甘油（Monoglyceride）的物质。其中最重要的是脂肪酸，是脂肪的构成单位。

正如前面说到的，脂肪酸有以下重要作用。

首先，用于合成细胞膜（发挥着隔离细胞内外的重要作用）。

构成激素、前列腺素等信息传递物质。

用于合成能够分解脂肪的胆汁。

其中，为了形成高达 37 兆个细胞膜，脂肪酸是不可缺少的。日本人原本脂质就比较缺乏。

脂肪酸中也有只能从食物中摄取的"必需脂肪酸"，因此，如果控制脂肪的摄取，反而对健康有害。

脂肪酸大致可以分为饱和脂肪酸和不饱和脂肪酸。其中不饱和脂肪酸又分为单不饱和脂肪酸和多不饱和脂肪酸，多不饱和脂肪酸又分为 n-6 系和 n-3 系。它们的化学结构式各不相同。

饱和脂肪酸多包含在黄油、猪油等动物脂肪中。

含单不饱和脂肪酸最具代表性的是橄榄油。

多不饱和脂肪酸 n-6 系大多包含在以亚油酸、花生四烯酸为主要成分的玉米油、葵花籽油当中。n-3系则是富含于亚麻子油、紫苏子油中的α-亚麻酸，还有富含于青背鱼中的EPA（二十碳五烯酸）和DHA（二十二碳六烯酸）。

其中，最近特别被推崇的是多不饱和脂肪酸的n-3系。的确，青背鱼中富含的EPA和DHA具有抑制血栓形成的作用，这是事实。

另一方面，肉中富含的饱和脂肪酸，由于能使胆固醇上升，所以一直被建议不要过多摄取。但是，正如前面所说，证实"并非如此""最好摄取"的研究数据层出不穷。脂肪种类见图2-3。

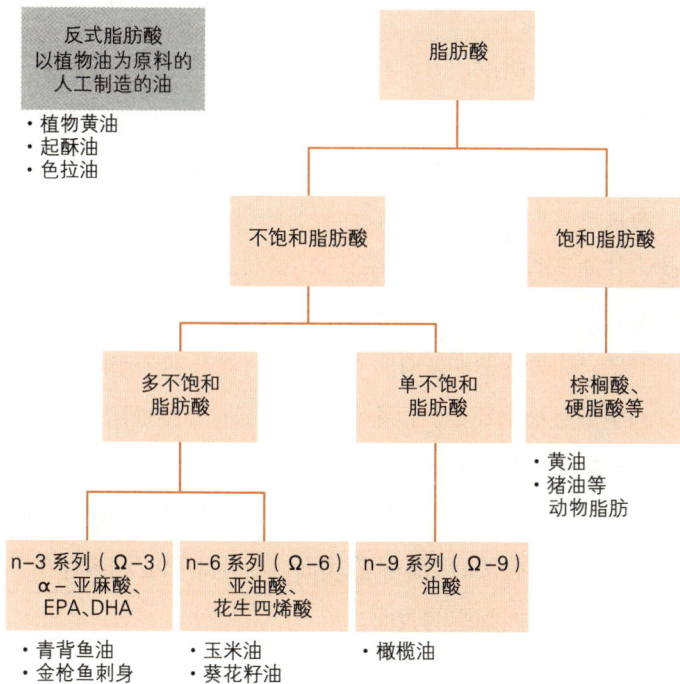

反式脂肪酸
以植物油为原料的
人工制造的油
·植物黄油
·起酥油
·色拉油

脂肪酸

不饱和脂肪酸　　　　饱和脂肪酸

多不饱和
脂肪酸　　　　单不饱和
脂肪酸　　　　棕榈酸、
硬脂酸等
·黄油
·猪油等
动物脂肪

n-3系列（Ω-3）
α-亚麻酸、
EPA、DHA　　　n-6系列（Ω-6）
亚油酸、
花生四烯酸　　　n-9系列（Ω-9）
油酸

·青背鱼油
·金枪鱼刺身　　·玉米油
·葵花籽油　　·橄榄油

图2-3　脂肪的种类（脂肪分类）

下面，我来说明一下前面出现过好多次的"甘油三酯"到底是一种什么样的物质。

甘油三酯又叫作三酰甘油，是脂质的构成单位，由三个脂肪酸连在一起组成。正如前面所提到的，各种各样的脂肪酸，虽然化学结构式不同，但都是像茄子一样的长条状。这种茄子状的东西（脂肪酸），三个连在一起就构成了甘油三酯。

而且，脂肪酸和甘油三酯，通过叫作 LPL（lipoprotein lipase，脂蛋白脂肪酶）的酶，或结合或分解，形状发生改变。这样的作用叫作"甘油三酯－脂肪酸循环"。这里请诸位回想一下变胖的机制。过度摄取后未能变成糖原的葡萄糖，就会变成甘油三酯被储存在脂肪细胞中。

其实在那个阶段，由于 LPL 的干预，甘油三酯被分解为脂肪酸而储存在脂肪细胞中。由三个脂肪酸结合在一起的甘油三酯体积过大，如果不分解就无法通过细胞膜进入脂肪细胞。

而且进入脂肪细胞内以后，脂肪酸再次结合形成甘油三酯。因此，甘油三酯在脂肪细胞内以安定的状态储存起来，不会穿出细胞膜。

但是，如果需要能量时，它还会随时被分解为脂肪酸，从脂肪细胞中出来被消耗掉。这个甘油三酯拥有葡萄糖所含能量的 4 倍，是非常理想的能量储存物质[31]。

男女肥胖的部位有所不同，是因为 LPL 的分布不同。男性的 LPL 大多存在于腹部的脂肪细胞表面，女性的 LPL 则多存在于腰部到下臀部的脂肪细胞的表面。

因此，男性的腹部脂肪吸收作用比较活泼，肚子就容易鼓起来。

即便是在肥胖率较高的美国，脂肪摄取量也并不多

脂肪的摄取量，并不像碳水化合物那么多

我们摄取的脂肪量其实并不多。日本人的脂肪摄取量平均为1天68克，很多人没有达到日本厚生劳动省推荐的数值（男性74克，女性64克）。而且，肥胖率较高的美国的推荐摄取量竟然只有65克[*32]。

尽管在美国肥胖的标准相对比较宽松，是 BMI（身体质量指数）30以上（日本为25以上），但是仍然有40%的肥胖者。如果标准设定为和日本相同的话，我想美国的肥胖者会超过70%。

就是这样的美国人，他们的脂肪摄取量也并不多，因为原本脂肪就很难大量摄取。让他们肥胖的是"不管多少都能吃得下的"糖类。

在日本的《食品成分表》（2018年第7次修订）中可以查到，牛里脊肉（西冷）（和牛·瘦肉）每100克中的脂肪含量为25.8克，胆固醇的含量为72毫克。牛里脊肉（菲力）（和牛·瘦肉）每100克中的脂肪含量为15.0克，胆固醇含量为66毫克。

也就是说，要想达到男性指标的74克摄取量，就要吃大约287克的西冷牛排，如果是菲力牛排的话，则要吃500克。

当然，还有其他烹调用油。但那些食用油的量也是寥寥无几。因此，脂肪的过剩摄取几乎不会出现。

如果过剩摄取的脂肪会全部转化为皮下脂肪的话，那么体形丰满的人最好就不要再摄取脂肪了。

但是，脂肪发挥着极其重要的作用，因此，肥胖者也必须适

量摄取。<mark>肥胖者要减少摄取的是糖类，而不是脂肪。</mark>

请您再重新审视一下之前介绍过的 PURE 研究结果图 2-2。

图中显示，在研究数据范围内，无论是亚洲人还是非亚洲人，对碳水化合物的摄取都会提高死亡率；而对饱和脂肪酸、单不饱和脂肪酸、多不饱和脂肪酸、总脂肪量等所有成分，摄取量越多死亡率越低。由此可见，脂肪对身体有多么重要。

摄取脂肪越多，脑卒中和心肌梗死患病率越低
以日本人为研究对象、值得期待的研究

2013 年，筑波大学在《欧洲心脏杂志》（*European Heart Journal*）发表了研究论文 [33]。

该研究中包含分别从 1995 年和 1998 年开始的 2 个案例，历时 11 年，跟踪研究了共计 8.2 万名日本人（其中男性 30808 人，女性 43847 人）的饮食偏好和循环系统疾病发病率间的关系。

2 项研究都分别在开始的 5 年前进行了预调查，确认研究对象未患循环系统疾病及癌症，在此基础上进行正式研究。

请看表 2-2，研究按照饱和脂肪酸的摄取量分为①～⑤共计 5 组进行观察。设计时肉、乳制品等蛋白质的量与按其分组成比例增加，其中所含胆固醇的量也随之增加。

这样，您就不难理解了吧！越是饱和脂肪酸（黄油、肉类脂肪）摄取量少的人，碳水化合物吃得越多。

那么，每个小组的收缩压（高压）、血胆固醇值、脑卒中发病率、心肌梗死发病率的调查结果又是怎样的呢？

令人吃惊的是，<mark>越是吃肉多、增加饱和脂肪酸摄取量的人，血压越下降。</mark>血液中的胆固醇值虽略有增加，但并无太大差别。

如果与摄入食品中所含胆固醇的量相比就会发现："没有必要在意食品中的胆固醇含量。"

最令人感兴趣的是脑卒中和心肌梗死的发病率。

这两种病无论哪一种，发病率明显高的都是那些摄取饱和脂肪酸量最少而且吃碳水化合物多的人。脂肪摄取量少的话，心脑血管狭窄就容易恶化，容易引起脑梗死和心肌梗死。

成绩最好的是小组④。这组人每天平均吃 78 克肉。而目前日本人平均每天肉的摄取量是 68 克，所以还远远不够。

表 2-2　脂肪摄取越多，脑卒中、心肌梗死越少

		碳水化合物多	碳水化合物		碳水化合物很少	
		肉很少		肉		肉多
		①	②	③	④	⑤
每天的食用量	饱和脂肪酸（g/d）[中间值（g）]	0.8～11.7（9.6）	11.8～14.8（13.4）	14.9～17.7（16.3）	17.8～21.5（19.4）	21.6～96.7（24.9）
	碳水化合物（g/d）	289	286	275	260	232
	肉（g/d）	28	49	63	78	103
	乳制品（g/d）	59	122	171	221	379
	热量（kcal/d）	1956	2029	2038	2037	2057
身体的状态	血压（高）（mmHg）	133	131	130	130	129
	胆固醇值（mg/dL）	203	206	207	208	209
	脑卒中发病人数	817	695	594	540	546
	心肌梗死发病人数	142	104	125	115	124

出处：Euro Heart J 2013;34

而且，这一结果也如实地展示出日本人中患脑卒中的人该有相当多的数量。

过去，日本人死亡原因排第一位就是脑卒中。现在，脑卒中的死亡率仅次于癌症、心肌梗死、肺炎，排在第 4 位。但从发病率来看，目前也远远高于心肌梗死。此项研究表明，脑卒中的发病率竟然是心肌梗死的 5.2 倍。

这是因为，随着医疗技术的进步，即使患脑卒中发病，很多情况下也能保住生命。但要注意的是，脑卒中这个疾病本身，目前对日本人来说也是近在咫尺的疾病。

在这里希望大家不要忘记，脑卒中还有后遗症的问题。不是说活命就万事大吉了，很多脑卒中的患者都被严重的后遗症所折磨。

如此看来，就更不能忽视这个数据了。

"像欧美人那样净吃肉的话，循环器官会坏掉的"，这样的担心正好与现实相反。为了减少心肌梗死和脑卒中，日本人需要再多吃些肉。

新常识：胆固醇是必需的
当今"犯人说"已经被完全颠覆

过去曾经有这样的时代，认为胆固醇是因饮食而变化的，而且鸡蛋也被当作会使胆固醇升高的坏东西。但是，自从研究明确了"胆固醇是在肝脏合成"这一事实以后，大家渐渐懂得，通过努力克制饮食来控制胆固醇数值是没有意义的。

饮食术 2
——实践宝典

实际上，从食物中摄取的胆固醇几乎对血中胆固醇值没有影响。即使通过饮食摄取胆固醇的量增加到每日 900 毫克，血液中的 LDL 胆固醇值也不会上升[*34]。

关于胆固醇的研究目前还在不断进步。

迄今为止，一直把 LDL 胆固醇称作"坏胆固醇"，认为它就是引起心肌梗死等心血管病的罪魁祸首。但是，目前研究得知：LDL 胆固醇本身并不坏，氧化、糖化后变质的 LDL 胆固醇才是问题的症结所在[*35]。

当然，如果 LDL 胆固醇增加，氧化和糖化的风险或许也会有所增加。2018 年，针对患心肌梗死风险高的人，美国心脏协会发表了以下内容：不是通过饮食来控制 LDL 胆固醇值，而须通过口服药物或注射方式将其大幅降至 70mg/dL（1.81mmol/L），以此来预防心肌梗死[*36]。

再来谈谈最近备受瞩目的"ApoB"和"ApoA1"等数值。

ApoB 的增加就意味着 LDL 胆固醇的增加；ApoA1 下降，就意味着 HDL 胆固醇值低下。这两个数字之比，即 ApoB/ApoA1，是了解动脉硬化进程最贴切的指标。具体而言，当这个数值达到 0.8 以上时，心肌梗死和心绞痛的发病率就会上升。

而且，这个数值会随着糖类摄取量的增大而恶化，随着脂质的摄取而改善。这一研究成果也是通过 PURE 研究弄明白的[*37]。

今后还将不断有更多的新数据吧！请诸位再也不要被陈旧的胆固醇观所束缚，不要再做那些无聊的饮食控制！脂质对身体健康很重要，不要让您的身体出现脂质不足的状况。

关于降胆固醇药物的话题，将在本书第 5 章中介绍。

蛋白质

摄取蛋白质的机制

"因为有储备，所以不可能出现不足"

肉、鱼、大豆制品中富含蛋白质，这些蛋白质通过饮食被摄入人体后，会被分解成氨基酸。而且，氨基酸又会进行各种合成，形成肌肉、胶原蛋白等人体组织。这样一来，就很容易理解为"如果不尽量多摄取，肌肉就会减少"。但出乎人们意料的是，实际上并非如此。

这是因为被称为"氨基酸库（amino acid pool）"的机制在起作用。

我们的身体里总有一些氨基酸以游离的状态储存于人体各组织、器官和体液中。肌肉中大约有 23 克，血液中大约有 2 克。

这个"氨基酸库"，其来源并不仅仅是刚刚吃进去的蛋白质，它还可以将损坏的肌肉和胶原蛋白进行再利用。因此，即使从食物中摄取不到蛋白质，也不会马上出现大问题。

相反，需要注意过量摄取。日本肾脏学会的指导方针，就是专门针对慢性肾病患者提出了严格的蛋白质摄取限制。另一方面，也提醒健康人士不要摄取过剩 [38]。蛋白质摄取机制见图 2-4。

通过饮食摄取蛋白质的参考标准

体重为 50 千克的人每天摄取 50 克
体重为 70 千克的人每天摄取 70 克
图为每天摄取 100 克的情况

通过饮食摄取的蛋白质
100克/天

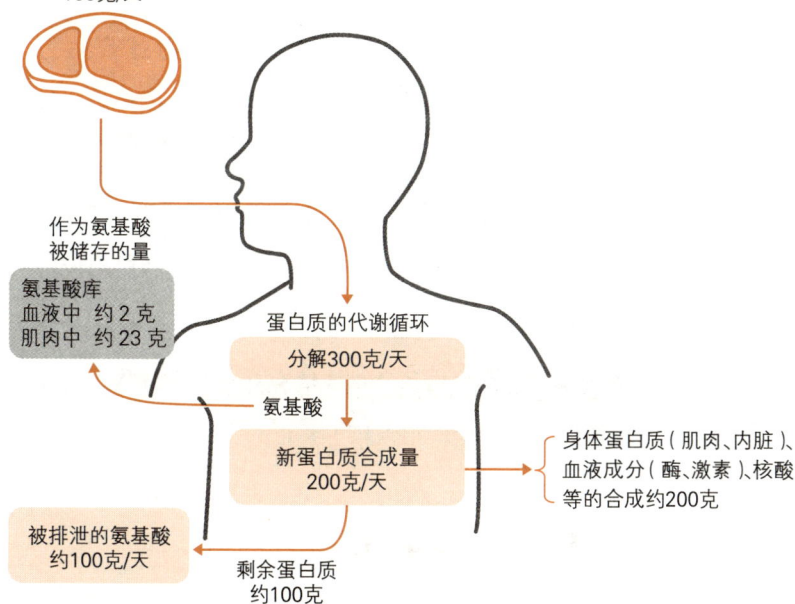

作为氨基酸
被储存的量

氨基酸库
血液中 约2克
肌肉中 约23克

蛋白质的代谢循环

分解300克/天

氨基酸

新蛋白质合成量
200克/天

身体蛋白质（肌肉、内脏）、
血液成分（酶、激素）、核酸
等的合成约200克

被排泄的氨基酸
约100克/天

剩余蛋白质
约100克

出处：《代谢指南》（部分修改）

图 2-4　蛋白质摄取机制

另外，日本肾脏学会（日本厚生劳动省）为了使人们肾脏的负担减轻，于 2012 年提出了每天应摄取的蛋白质数量指标："0.9 克 /（千克体重·日）"[39]。

库存的氨基酸浓度总是保持稳定的。过剩的部分都被分解，并通过肾脏过滤，以小便的形式排出体外。

因此，如果蛋白质摄取过剩的话，就会强加给肾脏高强度劳动（此现象在医学上叫作高滤过状态），会导致肾脏的内压增高。长期持续这种状态的话，就会患 CKD（慢性肾病）[40]。

现在，日本竟然有 1330 万 CKD 患者，2017 年时就有 33 万以上的日本人在接受人工透析[41]。这个数字仅次于中国台湾，位居世界第二[42]。

肾脏功能恶化，血压就会上升，动脉硬化也会恶化。但是，肾脏和肝脏一样，都是沉默的器官。人们在病情初期阶段根本没有自我感觉，因此，很多都是在不知不觉间严重的。

但是，从食物中摄取蛋白质过剩的情况几乎不会发生。后面还会谈及这个问题，关键出在蛋白粉上。

肉类总量的四分之一是蛋白质
即使运动，需求量也不会有太大变化

日本厚生劳动省推荐的成人每天蛋白质摄取量为：男性 60 克，女性 50 克。即使是风华正茂、体格健硕的男性，摄取 70 克也足够。

美国的生物化学教科书上这样写道："每 1 千克体重 0.8 克，运动的人 1 克，以此标准摄取蛋白质。"如此算来，60 千克的人 1 天 48 克，即使运动，60 克也足够了。

在日本也是一样，按每 1 千克体重摄取 0.9 ～ 1.0 克来估算，几乎和美国的标准完全一致。

另外，不能说因为运动了就需多摄取，其实身体的需要量根本没有太大变化。因此，"因为运动了，所以得多摄取些蛋白质"，这样的想法是非常危险的。如果不是专业运动员，就请抛弃这种想法吧！

不过，这只不过是成人的标准。正在长身体的孩子则不同，他们体内的肌肉正在不断增加，所以需要比成人多一倍的蛋白质，推荐每 1 千克体重摄取 2 克。

还有，妊娠中和哺乳期的妇女，可以按照自己的需求适当增加，推荐多摄取 30 克。

需要注意的是，肉、鱼、豆腐等的重量并非直接就是蛋白质的量，不是说 100 克肉 =100 克蛋白质。在讲碳水化合物时也提过，道理是一样的。

虽说如此，也没有必要考虑得过细。您就记住：肉类总量的 1/4 是蛋白质就可以了。

表 2-3 显示的是主要食品每 100 克中蛋白质的含量，可供参考。

表 2-3　身边食材的蛋白质含量（每100克）
鱼贝类及加工品（单位：克）

竹荚鱼刺身	20
小杂鱼干	65
小沙丁鱼干	41
烤花腹鲭	31
水煮青花鱼罐头	21
秋刀鱼	24
鲜鳕鱼子	24
金枪鱼（黄鳍）刺身	24
牡蛎（鲜）	7
花蛤	6
虾干	49
甜虾刺身	20
螃蟹（松叶蟹·煮）	15
鱿鱼片（鲜）	18
蟹棒	12
油炸鱼糕	13

肉蛋类（单位：克）

牛肩里脊肉	14
牛里脊肉（西冷）	12
牛后腿	19
牛舌	13
牛肝	20
猪梅花肉	17
猪五花肉	14
猪后腿	21
猪里脊	22
里脊火腿	17
维也纳香肠	13
鸡翅	23
鸡胸（有皮）	20
鸡腿（有皮）	17
鸡脯肉	25
鸡肝	19
鸡蛋	12

大豆制品、豆类（单位：克）

豆腐（木棉）	7
豆腐（绢）	5
油炸豆腐	23
纳豆	17
豆浆	4
豆皮（鲜）	22
鹰嘴豆（干燥）	20
黄豆面	37
毛豆	12
甜豆	3
大豆油	0

乳制品（单位：克）

牛奶	3
酸奶	4
芝士（切达干酪）	26
芝士（帕尔马干酪）	44
黄油	1

果实、种子类（单位：克）

芝麻（干燥）	20
杏仁	20
核桃	15
花生（干燥）	25

出处:《日本食品标准成分表》(2015 年版)。肉类为生鲜状态。

蛋白粉不能轻易吃

"为了健康"而摄取，有时适得其反

我在上一部书中也曾介绍了关于蛋白粉欠佳的内容。但是，现在很多人以增加肌肉为目的来摄取蛋白粉。有些年轻人为了雕塑体形这自不用说，甚至有的老人去健身房锻炼，也在教练的推荐下"为了健康"吃起了蛋白粉。还有的健身房甚至采取了训练课结束后，"吃完了再回家"的方法。

在那里，他们接受的解释是"运动的人特别需要补充蛋白质"。

但是，这话千万不能当真。吃了蛋白粉，大约90分钟后氨基酸的浓度就会上升，为了排泄过剩的部分肾脏须超负荷工作，将会承担很大负担。这一点在教科书上也有明确的表述[43-44]。

再次重申，据日本肾脏学会公布，日本CKD（慢性肾病）的患者高达1330万人（成人占13%）。而且，治疗的方法就是限制蛋白质摄入的饮食疗法。CKD的原因有各种可能，比如糖尿病肾病、高血压、慢性肾小球肾炎，等等。最大的原因就是年龄增长。

50多岁的人中有10%，70多岁的人中有30%患有CKD。但是，很多人可能根本没有察觉到自己的肾脏已经出现了问题[45]。

像这样，在不知不觉间已经身处危险边缘的人，为了维持健康去了健身房锻炼，然而却在那里被推荐了蛋白粉，这样就有可

能使肾功能更加恶化。另外，过度摄取蛋白质的话，其会以氮的形式通过尿液排出体外，同时随着尿中钙质的增加，还会加大患肾结石和骨质疏松的风险 *46。

不是专业运动员的成年人，==根本不需要因为运动而增加蛋白质的摄取量==。如果是体重为 60 千克的人，即使运动了，每天摄取 60 克也足够了。

女性比男性更容易损伤肾脏。女性如果担心肾脏功能，以体重 50 千克为标准，每天摄取 30 克左右蛋白质即可。

但是，如果按照某健身俱乐部推荐的蛋白粉来吃的话，只吃下 1 日量蛋白粉，就摄取了 20 克之多。

还是不要吃那些东西吧！让我们快乐地享受美食，从饮食中摄取蛋白质吧！

患者的数值显示出蛋白粉的可怕之处
对自己的数值自己要负责

每当我指出蛋白粉的危害时，健身房的教练都会反驳，"肾脏功能良好的人可以吃吧"，"蛋白粉是从大豆和牛奶中提取的，所以是安全的"，等等。

这里我想请教一下：=="您检查他们肾脏的情况了吗？"==再重申一遍，成人人口的 13% 患有慢性肾病。即使他本人说自己"健康体检没有异常"，我也希望健身房的教练们能停止推荐蛋白粉。不论它是什么材料制成的，总归是非天然食物，过度摄取是有危险的，希望诸位能注意到这一危险的存在。

公司的健康体检可以说是判断肾脏功能是否健康的指标，其中会检查"血肌酐值"。但是，如果血肌酐值已经出现异常时，肾脏功能就已经相当差了，到了肾功能不全的状态。如果发展过快的话，再过几年就需要人工透析了。

重要的是 "尿微量白蛋白值"。跟踪关注这个数值，是观察肾脏功能时必不可少的。

图 2-5 中显示的是一位 88 岁女性的检查数据，她是我的患者。因为患有糖尿病，所以她肾脏本来就有些问题，尿微量白蛋白值已经超过了正常值（上限为 18mg/g-cre，此为本书作者诊所标准，中方标准一般为 30mg/g-cre），某一天这个数值突然上涨到了 223.3mg/g-cre。

我觉得非常不可思议，于是便询问道："怎么突然数值变这么差呢？您自己有没有什么能想到的原因呢？"经她解释，我这才知道她开始去健身房了。而且在健身教练的推荐下，她开始吃蛋白粉。

我还有一位 56 岁的男性患者，原本尿微量白蛋白 3.7 mg/g-cre，病情渐渐恶化后，上升至 17.7mg/g-cre，虽然还在正常值范围内，但我还是不能安心，一经确认，他果然是在健身俱乐部被推荐吃了蛋白粉。

这两位都是一样，停止吃蛋白粉后，尿微量白蛋白值就恢复到了原来的水平。

88岁·女性尿微量白蛋白值的变化　　　　　　　单位: mg/g-cre

戒掉

标准为0～18

开始服用蛋白粉

56岁·男性尿微量白蛋白值的变化　　　　　　　单位: mg/g-cre

戒掉

开始服用蛋白粉

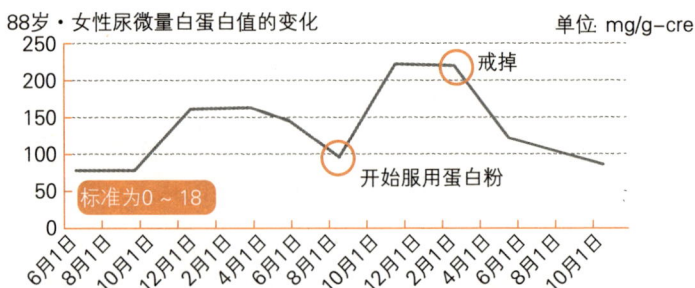

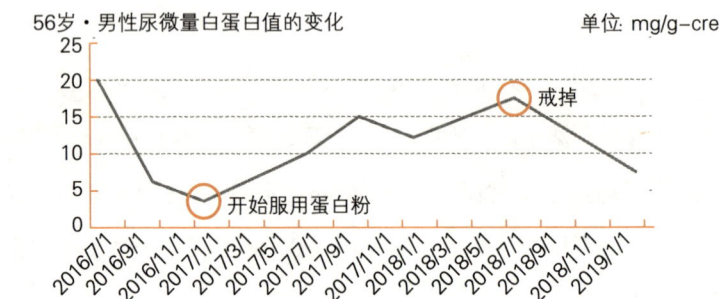

出处: AGE 牧田专科医院

图 2-5　蛋白粉是肾脏情况恶化的原因

　　我并没有批判健身教练的意思。他们相信"这是为了客人"，所以才推荐了蛋白粉吧！大概健身教练本人也在喝，但我十分担心他们的肾脏。

　　如果说"运动时无论如何都想吃蛋白粉"的话，至少要去医院检查一下尿微量白蛋白值或估算肾小球滤过率（eGFR）以后再喝吧！如果这两项哪个都不检查，就无法知道自己的肾脏是否出现了问题。希望大家每年都能检查一下，以确认肾脏的状况是否出现了恶化。

第 3 章

符合人类 DNA 的

各种食材的食用方法 【实践篇】

吃什么、怎么吃才能健康

肉、鱼、蛋、蔬菜、海藻、乳制品、豆类、谷物类、调味品……
想在每天的饮食生活中直接采用的
"有效的食用方法"的策略是什么?

天然的饮食方法才是最棒的
"全方位饮食"摄取维生素量为 10 倍

我们一般都会认为，在现代社会中发生的一切正是"自己理所应当所处的环境"。同样，我们也认为，现代的饮食生活就是"为自己准备的最适合的方式"。

但事实并非如此。

尼安德特人消亡了，智人生存下来，这些现象的背后应该潜藏着某种道理。其中，选择的食物是否适合生存，这是一个很大的原因。

适合我们 DNA 的食物，大概在智人诞生的时候就已经被确定了。

我们可以稍加推测当时人类的饮食，很久以前，祖先们到底以什么为食呢？

日本人、欧洲人、非洲人，无论是哪个人种，在没有农业的时代，他们都是以狩猎和采集来获取食物，这一点是毋庸置疑的。

我想很多人会想，日本人自古以"大米"为生。但是，吃大米的习惯，在远古的祖先时代是没有的。

在序章中也曾介绍，韦斯顿·普莱斯博士在撰写《饮食生活与身体的退化》时，曾周游世界，比较了远离文明、孤立生活的群体，和过着现代化生活群体的差别。

无论是在群山中生存的民族，还是在海边生存的民族；无论是在植物茂盛的地区，还是在荒漠地区，他们的食物因条件不同而不同。但是，所有远离文明的孤立群体都有一个共性，那就是摄取天然的"全方位饮食"。

在他们的饮食习惯中，如果吃肉，无论是脂肪还是骨髓，甚至连生殖器也无一剩下，全部吃掉。如果吃鱼，也是从鱼头到鱼尾全部吃掉。

结果表明，他们摄入的维生素 A、维生素 D 等，比过着现代化生活的群体多出 10 倍之多。而且，维生素 C、B 族维生素、镁等矿物质的摄取量也超出很多。

狩猎采集生活者的食物
只以动物为食、超健康的因纽特人

2002 年的《欧洲临床营养学杂志》（*European Journal of Clinical Nutrition*）上刊登了关于至今仍以狩猎、采集为主要生活方式的某民族的研究成果[*47]。

该研究共计调查了 229 个群体的生活方式，其中 5 个群体几乎以狩猎和渔业为生。

该研究调查了他们从三大营养素中按照什么样的比例获取能量。调查结果表明，平均数值为从碳水化合物中获取 22%～40%，从蛋白质中获取 19%～35%，从脂肪中获取 28%～58%。

并且发现，这些狩猎采集民族，过着以食用脂肪较多的肉类为主的生活。但是，研究结果表明，他们极少患有动脉硬化、心脏病、脑卒中等病症。

饮食术 *2*
——实践宝典

令人吃惊的是，格陵兰岛的因纽特人必需能量的 96% 是从动物中摄取的，阿拉斯加的因纽特人 99% 的能量也都是从动物中摄取。

另外，澳大利亚及其周边地区的原住民，必需能量的 77% 也是从动物中摄取的。

他们在生活中运动量较大，精神压力比较小，这些都对维持他们的健康非常有帮助。但是，即使我们抛开这些因素，那些数字也是不可小觑的。

前面一章中，我们介绍了日本厚生劳动省的标准，想必大家还记得吧。该标准推荐大家从碳水化合物中摄取 50%～65%，从脂肪中摄取 20%～30%，从蛋白质中摄取 13%～20% 的能量。不过，日本人可以再减少一些碳水化合物的食用比例，也可以多吃一些肉类。

越天然的越好

"超加工食品"诱发癌症

想象一下祖先的饮食，我们就会明白，食物越出自天然越好。研究已经证明：实际上，同样的食材，越加热越会增加促进老化的物质 AGE。

当然，生肉和鱼等通过加热可以祛除对人体有害的微生物；如果加上调料，味道会更加鲜美，用餐也会变得更加愉快。我并不否定这样的烹调方式，但是，没有必要再做更多的加工。

前面我已经在蛋白粉的摄取方面为大家敲响了警钟：我们的

祖先从鱼肉、树的果实中摄取蛋白质，没有吃过粉末状的蛋白粉。我们的身体没有以摄取这样的食物为前提的结构。

最近，有关"超加工食品（Ultra-Processed Foods）"对健康产生危害的研究在不断增加。所谓超加工食品，是指糕点、面包、小食品、方便面、冷冻比萨等，特别是指加工程度较高的食品。

巴黎第十三大学从 2009 年起追踪调查了 10 多万人，最终结果表明，超加工食品的摄取量越多，越容易患癌症[*48]。

由此可见，健康长寿饮食的规律，有可能掌握在生活在大自然中的远古祖先、绳文时代人们的手里。

和遗传因素相比，寿命更取决于"饮食"和"环境"
正确的饮食会开启 DNA 的长寿按钮

现在"表观遗传学（Epigenetics）"这一研究领域，在与科学、医疗相关的人士中备受瞩目。它是"epi（后面的）"和"genetics（遗传学）"相结合而产生的词汇，在日本又被翻译为"后遗传学"[*49]。

在我们应该摄取什么样的饮食方面，表观遗传学研究给予了深刻启示。但对一般人而言，此研究有些费解，一些细节的名词大家可以不用在意，只把握整体方向便可。

"DNA 的甲基化"这一现象与表观遗传学密切相关。

DNA 的甲基化，是指细胞中 DNA 的某种序列编码（主要是 CpG 岛序列）的碳原子上结合了甲基，从而发生的化学反应。

诚然，我们没有必要去理解这些理论知识。大家只需了解，在母体内的胎儿时期，最初得到自身的 DNA，后来又发生了叫作甲基化的化学反应。

这个化学反应起着非常重要的作用。通过 DNA 甲基化，不必要的基因在该位点被抑制而不起作用。

多亏有 DNA 的甲基化，使得我们全身的细胞虽然有相同的基因，但却形成了眼睛、鼻子和各种各样不同形状的脏器。

DNA 的甲基化如果正常进行那当然没有问题。但是，如果出现异常，就会引发其他问题，造成本该被抑制的基因没有得到抑制，从而引发癌症等各种各样的病症。另外，它与人体的老化也有很大的关系。

DNA 的甲基化出现异常的主要原因是，由于年龄增长而很难改变的内在因素，和以化学物质及吸烟等为代表的外在因素。

2017 年，在学术杂志《衰老》(*Aging*) 上刊登了关于调查研究生活习惯如何影响上述内在因素和外在因素的学术论文，很值得深思[*50]。

该研究针对饮食内容、身体状况、生活方式等若干要素，通过调查 DNA 甲基化，分析了上述若干要素对造成 DNA 甲基化异常的内在因素和外在因素的影响。

其结果表明，在食物方面最值得关注的是鸡肉。它是所调查对象中唯一一个对内在因素有良好作用的食品。

针对外在因素，鱼和蔬菜的摄取也表现出明显效果。但是，西红柿中富含的番茄红素却没有作用。

血液检查的数值、肥胖程度所显示的全身状况，同样也受内在因素和外在因素的影响。但更有趣的是，长期以来一直被认为是有害胆固醇的 LDL（低密度脂蛋白）几乎没有影响。

在实际发表的论文中，作者做出了非常专业的说明。但是由于比较费解，所以我将论文的重点总结归纳在表 3-1 中，供各位参考。

表 3-1　和遗传因素相比，寿命更取决于饮食及生活习惯

对内在因子的好影响

- 鸡肉

对外在因子的好影响

- <u>鱼</u>
- 水果、蔬菜
- 适量的饮酒
- 教育及收入
- 运动

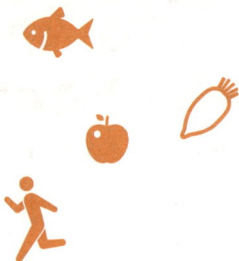

对内在因子和外在因子的共同影响

- 胰岛素和血糖值上升具有恶劣影响
- 慢性炎症具有恶劣影响
- 肥胖具有恶劣影响
- 甘油三酯上升具有恶劣影响
- 高血压具有恶劣影响
- HDL（俗称好胆固醇）具有良好影响

出处：Aging(Albany NY).2017 Feb;9(2):419-446

实践之前必须了解"五大营养素"的作用
正确饮食从"正确知识"开始

前面我可能讲得有点难了，但对于希望获得有关健康饮食最新信息的各位读者来说，应该是饶有兴趣的内容吧！

下面将针对各种不同的食材，详细介绍有益于身体健康的饮食方法。

但重要的不是细节。

只要掌握医学上正确饮食的基本知识，在此基础上大家可以按照自己的具体情况进行灵活调整。请各位不要忘记，需要您具有这样活学活用的素养。

为此，在这里我们须再一次确认的是"三大营养素加上维生素、矿物质，这五大营养素的基本功效"。

三大营养素包括糖类、脂质、蛋白质。

作为直接能量源的糖类，是人类生存中不可或缺的，但是现代人对其摄取过量。如果想要更健康的话，那就请您时刻记住，"比现在更少"。

具体来说，少吃米饭、面包、馒头、面条、甜品点心、甜味饮品等。

相反，脂质的摄取则以"比现在更多"为大致参考。前面我们已经重申过多次，由于摄取脂肪过多而造成肥胖的认识是错误的。脂肪中含有构成细胞膜的原料，对人体有非常重要的作用，绝对不能缺乏。

但是，正因为它是具有重要作用的营养素，所以要对它的质

吃什么、怎么吃才能健康

量精益求精。如已氧化、陈旧的食用油不能食用，最好选择特级初榨橄榄油。

蛋白质是构成人体肌肉和骨骼的营养素。肉、鱼、蛋、大豆制品中富含蛋白质。我们应该从这样的食品中摄取，不能依赖蛋白粉。

维生素、矿物质具有调节人体生理机能的作用。即使三大营养素充分，如果维生素和矿物质摄取不足，也会引起失眠、便秘、情绪不稳定等各种各样身体不适的情况。

另外，如果维生素 A 缺乏，则容易造成在暗处视物不清等人体器官不能很好地发挥作用的情况。

维生素中有些是水溶性的，如 B 族维生素和维生素 C 等。如果过量摄取，它会随尿排出体外。还有的维生素是脂溶性的，不会排出体外，要注意不要摄取过量，如维生素 A、D、E、K。从食物中摄取的量，可能出现摄取不足，但绝对不会出现摄取过剩。

无论如何，都不要以为"维生素 = 水果"。如果把摄取维生素全部依赖于水果的话，就会造成糖类摄取过量。

肉、鱼、蔬菜中也富含维生素。

但是，食品中所含的维生素加热后会减少，因此，须想办法尽量生吃新鲜蔬菜。

矿物质，也被称为"无机物"。代表性的有钾、钙、镁、磷、锌、铁、铜等。

对于这些矿物质，大致而言，通过积极食用鱼、贝类、海藻、蔬菜等就能够获得接近理想值的量。

也就是说，为了获得足够的维生素、矿物质，也应该适当减少碳水化合物摄入，而增加配菜的摄入。

饮食术 *1* 尽量多吃 "鸡肉"

可以认为牛肉和加工肉制品是结肠癌的原因之一

正如前面介绍过的若干数据所表明的那样，肉类中的饱和脂肪酸是不需要担心的，它反而可以预防心脏病和脑卒中。

但是，食用肉类时要注意的是引起结肠癌的风险。目前，日本人中患结肠癌的人数剧增。不同部位癌症死亡率中，男性结肠癌占第 3 位，女性则占首位。

表 3-2 的数据源于日本国立癌症研究中心研究团队的论文。该团队研究人员调查了日本人对肉食摄取量与结肠癌发病率的关系 [51]。

研究分别针对男性和女性，按照每天平均大致食肉量，将调查对象分为 5 组。吃肉最多的组，一天的平均摄取量也仅是男性 127 克，女性 115 克。

值得注意的是不同肉类之间的变化情况统计。从数据结果中我们不难看出，牛肉和加工肉制品与结肠癌的发病具有较大关联。

特别是女性更为显著。在摄取肉类最多的第 5 组中，结肠癌的风险达 1.62 倍，明显高于其他组。对于女性来说，关于牛肉理想的是满足第 1 组的最小量。女性第 1 组 1 天只吃 3 克牛肉。也就是说，1 个月吃 1 次 90 克左右的优质牛排，这样的摄取量是可以放心的。

男性的摄取量则可以参照第 2 组（1 天 9 克），因为该组的风险也未呈现上升状态。所以每月吃 2 次 150 克以下的牛排是没有问题的。

当然，我想一定会出现这样的声音："这样的量，肉根本不够啊！"

因此，请看一下鸡肉摄取的情况。无论哪个群组，无论男女，结肠癌的发病率几乎都没有变化。而且，前面我们也谈及在表观遗传学的研究中，已经有关于吃鸡肉有益处的报道，应该说鸡肉可以随意摄取。

再来看看猪肉。对于男性几乎没有影响，女性只有第 5 组呈现出风险较高，所以我们的摄取量控制在第 4 组的程度较为适合。第 4 组平均每天的摄取量为 36 克，也就是说 1 个月吃 1 千克也没问题，相当于 4 天吃 1 次低于 150 克的猪肉。

再有一点，无论调查结果如何，我们都不推荐加工肉制品。女性零摄取，男性 1 天的摄取量要在 8 克以下，并且是不含亚硝酸盐的加工肉制品。

表 3–2　牛肉、猪肉、鸡肉的食用量与结肠癌的关系

男性

> 每月可食用 2 次 150g 的牛排！

结肠癌 481 例、直肠癌 223 例的调查结果

		肉的摄取量	牛肉	癌症的风险	猪肉	癌症的风险	加工肉	癌症的风险	鸡肉	癌症的风险
少	第 1 组	20g	4g	1（基准）	8g	1（基准）	2g	1（基准）	5g	1（基准）
	第 2 组	39g	9g	0.88	18g	0.94	4g	1.11	8g	0.99
	第 3 组	56g	13g	1.23	26g	0.89	6g	0.91	10g	1.13
	第 4 组	77g	19g	1.35	37g	1.01	8g	1.05	11g	1.06
多	第 5 组	127g	31g	1.15	67g	1.06	13g	1.27	14g	1.11

女性

> 每月可食用 1 次 90g 的牛排！

> 鸡肉可以无限制食用

结肠癌 307 例、直肠癌 124 例的调查结果

		肉的摄取量	牛肉	癌症的风险	猪肉	癌症的风险	加工肉	癌症的风险	鸡肉	癌症的风险
少	第 1 组	17g	3g	1（基准）	8g	1（基准）	2g	1（基准）	5g	1（基准）
	第 2 组	36g	7g	1.37	18g	0.92	4g	1.26	7g	0.9
	第 3 组	52g	10g	1.31	26g	1.04	6g	1.1	9g	1.26
	第 4 组	71g	15g	1.26	36g	0.81	8g	1.12	10g	0.83
多	第 5 组	115g	24g	1.62	65g	1.42	12g	1.19	12g	1.01

注：各组每种肉的摄取量为日均值。"癌症的风险"是相对风险。

出处：据 Asia Pac J Clin Nutr.2011 年 20 卷 603–612 页制成。

吃什么、怎么吃才能健康

避免"烤、炸"，尽量"蒸、煮"

关于肉类的食用方法，我得出了以下结论（表 3–3）。

鱼对身体健康很好，这一点已经被研究证实。因此，鱼肉和其他肉应交替摄取，而且鸡肉摄取量要偏多，猪肉适量，牛肉偶尔食用。这样的循环组合最为合适。

具体来说就是"鱼、鸡、鱼、鸡、鱼、猪、鱼、鸡、鱼、鸡、鱼、猪、鱼、鸡、鱼、鸡、鱼、牛、鱼……"

在此基础上，有意识地控制促进老化的物质 AGE 的摄取，并在烹调方式上多下功夫。

越是高温烹调，AGE 就越会增加。因此，尽量不吃炸鸡块儿，而是吃蒸煮的鸡肉；不吃炸猪排，而是吃涮猪肉片儿。同样的食材，烹调的方法不同，对健康的影响也会不同。

表 3–3　鱼肉、鸡肉交替吃，牛肉每月 1 次

理想的循环模式

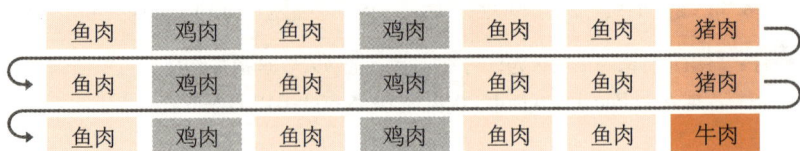

鱼肉	鸡肉	鱼肉	鸡肉	鱼肉	鱼肉	猪肉
鱼肉	鸡肉	鱼肉	鸡肉	鱼肉	鱼肉	猪肉
鱼肉	鸡肉	鱼肉	鸡肉	鱼肉	鱼肉	牛肉

（1）严格遵守轮换模式的情况下

星期日	星期一	星期二	星期三	星期四	星期五	星期六
鱼肉	鸡肉	鱼肉	鸡肉	鱼肉	猪肉	鱼肉
鸡肉	鱼肉	鸡肉	鱼肉	猪肉	鱼肉	鸡肉
鱼肉	鸡肉	鱼肉	牛肉	鱼肉	鸡肉	鱼肉
鸡肉	鱼肉	猪肉	鱼肉	鸡肉	鱼肉	鸡肉
鱼肉	猪肉	鱼肉				

（2）简明易懂的模式：猪肉排在星期日，牛肉只排在最后一周的星期日

星期日	星期一	星期二	星期三	星期四	星期五	星期六
猪肉						
猪肉			鱼肉或鸡肉			
猪肉						
牛肉						

饮食术 *3*　美国牛肉要尽量避免
只有牛肉会造成结肠癌患病率升高的谜底

　　无论怎么推荐鸡肉，我想还是会有很多人喜欢吃牛肉吧！

　　希望喜欢吃牛肉的人务必注意，在超市购买牛肉的时候，尽量避免购买美国产牛肉。

　　在美国，为了让牛长得更快，很有可能给牛打了激素。而且听说为了避免在狭窄的牛舍里患病，还会给牛使用抗生素（参看46页）。

不管怎么说，有国家规定的安全标准可以参考，因此，有人主张"因为符合国家标准，所以安全"。但是，还是请大家考虑一下，正如前面谈及的，只有吃牛肉会增加结肠癌的患病风险，这到底是为什么呢？

我认为，牛肉本身并没有问题，有问题的是牛的生长环境。

另外，最近，前列腺癌和乳腺癌的发病率在全世界范围剧增，不能说是毫无缘由的。乳房和前列腺都是和雌激素、睾酮等性激素相关的器官。本来应该天然饲养的牛，却给它们使用非自然的肥育激素，不能否认这些都会在某种形式上对人的性激素造成影响。

不过，牛肉进口量几乎和美国相当的澳洲，很多进口商针对日本都指定未使用肥育激素的牛肉。

但是，随着贸易自由化的推进，我们或许还要具有把握产地饲育环境的能力。

对于牛肉除了留意产地以外，还要注意烹调方法。考虑到不能增加 AGE，所以如果是食用牛排，尽量选择半熟而不是全熟。如果是火锅的话，推荐直接涮着吃，而不是寿喜烧（煎后再煮）。

另外，在烹调之前用醋泡一下会减少 AGE 的产生。

饮食术 4　吃肉要吃各种各样的部位
原住民知晓内脏的健康效果

野生的肉食动物在捕获猎物以后首先要吃掉内脏。

普莱斯博士在研究过程中去过很多地方，他发现，在与世隔绝地区生活的原住民也有这样的习惯。比如他们猎取了野猪后，首先会吃掉肝脏、卵巢、骨髓等，最后才会吃猪蹄、后背等肉。而且，一般部位的肉，如果剩下来还会给家畜吃。也许内脏里富含矿物质和维生素等各种营养元素，对他们维持健康起到了很好的作用。

如果我们向他们学习，吃肉时就应该吃各种各样的部位。

我们去烤鸡肉串店时，大多数人不仅会吃鸡肉、鸡翅膀，而且还会点鸡肝、鸡心、鸡胗等内脏。可以说，这是合理的健康之选。在家中，全家人一起围坐吃火锅的时候，也可以买一些以前没买过的内脏来吃。

饮食术 5　每天都吃"青背鱼"
青花鱼、竹荚鱼、秋刀鱼、沙丁鱼等的摄取可以降低患癌症的风险

吃鱼多的人会自动增加对 ω3 系的油（如 EPA 和 DHA）的摄取。EPA 和 DHA 摄取量多的人相比于摄取量较少者，患动脉硬化和癌症的风险更低，而且更为长寿。

日本比欧美患心肌梗死的人少，一般认为是鱼肉和大豆制品吃得较多。

EPA 和 DHA 富含于青花鱼、竹荚鱼、秋刀鱼等青背鱼当中。希望大家每天能摄取 50 克青背鱼。

顺带一提，一条秋刀鱼约 120 克。盐烤秋刀鱼（控制盐的使用量，不要撒太多）如果能连同内脏一起吃掉的话就相当理想了。

饮食术 6　补钙吃"小鱼"比喝牛奶更好

沙丁鱼、鲑鱼、金枪鱼、鲣鱼、鳗鱼的威力强大

沙丁鱼（整条晒干的沙丁鱼）当中，每 85 克中含有 370 毫克钙。同时含有维生素 D，所以有利于钙质的吸收，非常适合担心骨质疏松的人，其补钙效果比牛奶更好。

在鲑鱼中，不仅富含 EPA、DHA，还富含抗老化物质虾青素。

另外，金枪鱼、鲣鱼这样的洄游鱼，富含具有抗疲劳效果的肌肽，而且还含有 EPA 和 DHA。日本人"喜欢金枪鱼"还真是合乎道理，不简单啊！

由此可见，有关鱼肉，大家可以认为："最好是青背鱼，但实际上绝大多数鱼都很好，都可以积极食用。"

不过，须注意晒干的鱼。由于晒干后的鱼中所含的脂肪已经氧化，越陈旧氧化的程度越高，所以买来以后请尽快食用。

饮食术 7　鱼贝尽量"整吃"

"生鱼片、煮炖"优于"油炸、天妇罗"

食材在高温加热后就会产生 AGE 这种促进老化的物质。所以，鱼最好生吃。

如果是加热的话，最好采用蒸、煮等烹调方式，避免炸、炒。

另外，类似小竹荚鱼那样的小鱼，最好连头带尾整吃。如果是干炸鱼的话，连骨头都会变酥了，这样就可以连着骨头一起吃。还可以把炸好的鱼用醋和橄榄油做成醋腌鱼。

小鱼苗晒干之后的"杂鱼干"也最好整个吃。杂鱼和沙丁鱼等一样，富含钙和身体吸收钙所必需的维生素 D。

在我的患者中也有通过吃杂鱼干而改善了骨密度的病例。

过去，有老奶奶常常对孙子说："要想骨头壮，就吃杂鱼干。"这是正确的。

如上所述，鱼对身体健康很有好处。但是，1935 年至 1971年，已故的近藤正二医学博士走遍日本全国 990 多座村庄进行的调查显示："只吃鱼而不吃蔬菜的村庄为短寿村。"*52

人类是哺乳动物，如果只吃鱼肉的话，恐怕营养成分（维生素和微量元素）不全面，须吃蔬菜来补充。

如果鱼和蔬菜一起吃的话就更理想了。

饮食术 *8*　充分利用青花鱼、鲑鱼罐头
不过也要注意味噌煮、甘露煮、蒲烧等做法

对于加工食品，原则上是不推荐的。不过，鱼类罐头可以吃。

富含钙质的带骨鲑鱼罐头也很不错，富含 EPA、DHA 的水煮青花鱼、金枪鱼罐头都很值得推荐。

同样是罐头，对于甘露煮和味噌煮等采用这些调味品的我不太推荐，因为其中加了很多糖和盐。如果想做下酒菜，就不要吃蒲烧沙丁鱼罐头，应习惯吃油浸沙丁鱼。养成这样的习惯很重要。

还有，有些人习惯把罐头里的油都倒掉，特别是青花鱼罐头和金枪鱼罐头，油中溶入其 EPA 和 DHA，扔掉实在可惜，建议直接食用。把油扔掉的人，大概是考虑到"因为怕胖"吧！但是，导致肥胖的原因其实不是脂质，而是糖类。

饮食术 9 补"镁"贝类最有效
从远古时期人类就吃的安心食材

贝类中富含人体骨骼所必需的成分——镁。最近的研究成果表明，镁对预防糖尿病有着重要的作用[*53]。

据日本厚生劳动省推荐，成人每天对于镁的摄取量：男性 320 ~ 370 毫克，女性 270 ~ 290 毫克。

贝类去壳后的生鲜状态，每 100 克中镁的含量分别为：蚬子 100 毫克，蛤蜊 81 毫克，牡蛎 74 毫克，北极贝 75 毫克，海螺 92 毫克，花螺 84 毫克。

不过，在大海中生存的贝类含盐较多，在烹调之前先要很好地去盐。如果觉得麻烦，也可以直接使用蚬子的水煮罐头，其中的矿物质经过加热也不会损失。

饮食术 10　鸡蛋千万别忽视

其实蛋类是罕见的堪称营养满分的优秀食材

胆固醇含量较高的代表食品就是鸡蛋。因此，特别是在绝经后胆固醇值偏高的女性，迄今为止一直被医生指导："尽量不要吃鸡蛋。"

但是，美国得克萨斯大学的迈克尔·布朗（Michael S. Brown）和约瑟夫·戈德斯坦恩（Joseph L. Goldstein）两位研究者发现："胆固醇是在肝脏产生的"。这一研究成果颠覆了以往的学说。

鸡蛋中，除了富含维生素 A 和维生素 D 以外，还富含镁、胆碱、甲硫氨酸、溶菌酶等优秀成分。胆碱有活化脑细胞的作用，甲硫氨酸有抗氧化的作用，有望抑制衰老。另外，溶菌酶因为应用于感冒药中的"氯化溶菌酶"而为大众所熟知，它具有杀灭细菌等功效。

如上所述，鸡蛋是罕见的优秀食材。如果 1 天只吃 2～3 个的话，倒不如"充分摄取"。

鸡蛋的食用方法和其他食材一样，最好"生吃"。在其他国家，人们很少吃生鸡蛋，所以说日本人比较特别。日本在鸡蛋的卫生方面是十分值得信赖的，因此，我们可以尽情地享受这样的恩惠。还可以拌着萝卜泥和杂鱼干一起吃，非常美味。

不过，鸡的成长环境一定要讲究。被圈在狭窄的鸡舍中、用化学饲料喂养的鸡所生的蛋，虽然价格便宜，但蛋壳非常脆弱，营养价值也相对较低。

很多人都说，品质好的鸡蛋，不但蛋白饱满，蛋黄也很有弹性。但是，我们也无法在超市中把鸡蛋打开核实。

在这种情况下，价格可以作为一个大致的参考。比如，有机饲料饲养的鸡所生的蛋 6 个 700 日元左右，价格大概是廉价鸡蛋的 10 倍。

即使没有贵到这个程度，在买鸡蛋时也最好选择"偏贵"的吧！即使稍微有些贵，鸡蛋也是比较经济实惠的优秀食品。

另外还须说明的是，白色蛋壳的鸡蛋并不比棕色蛋壳的差，只不过是品种不同而已。

饮食术 11　小心鱼子有色素
痛风跟体质的关系大于嘌呤

尿酸值高的人会被医生指导：要控制富含嘌呤的鲑鱼子、鳕鱼子等鱼子的摄入。

但是，尿酸值和胆固醇值一样，因饮食而改变的部分远不如体质的影响大。

我的患者也是如此。如果他原本就是容易产生嘌呤的体质，即使在食物上特别小心，尿酸值还是难以下降。相反，正常吃鱼子而尿酸值大大低于正常值下限的人却有很多。也就是说，尿酸值和胆固醇值相同，与先天体质因素的关系更大。

如果害怕痛风发作，最好接受治疗，但是没有必要忍耐不吃自己喜欢的鱼子。

对于鱼子制品更须注意的是添加剂。为了能够让明太子等制品呈现出漂亮的红色，很多都加了亚硝酸钠，而且还加了很多盐。

实际上这是最差的组合。过度的盐分使得胃黏膜受伤，亚硝酸钠作用于受伤的胃黏膜，更容易诱发癌症。日本国立癌症研究中心的医学调查研究表明，频繁食用盐渍鱼子的人胃癌发病率高。

按照盐渍鱼子的食用频率，将调查对象分为 4 组，分别为"几乎不吃""每周吃 1 ~ 2 次""每周吃 3 ~ 4 次""几乎每天吃"。调查结果表明，在男性调查对象中，与"几乎不吃"小组相比，"每周吃 1 ~ 2 次"小组患胃癌的概率是其 1.58 倍，"每周吃 3 ~ 4 次"小组是其 2.18 倍，"几乎每天吃"小组是其 2.44 倍[54]。

提醒大家请仔细查看食品包装上的成分表，确认是否使用了亚硝酸钠。另外也要注意不要摄取过量的盐分，适量为佳。

饮食术 12　蔬菜每天吃 350 克

蔬菜是调整身体状态、使排便通畅的"润滑剂"

前面提及的表观遗传学研究成果也表明，蔬菜中所含的各种成分对健康具有良好效果。

那么，为什么蔬菜对身体健康有益呢？

蔬菜含有五大营养素中的维生素和矿物质，而且富含膳食纤维。如前所述，维生素和矿物质可以调节我们身体的生理机能。

无论我们的肌肉和内脏看上去有多好，除非它们运转正常，否则我们就不可能健康地生活。可以这样理解，我们通过摄取富含维生素和矿物质的蔬菜，来使我们的身体呈现出像被润滑剂润滑后的状态。

另外，膳食纤维的作用也不可小觑。

膳食纤维虽然也是碳水化合物的一种，但它不会被分解为葡萄糖，而是会直接到达结肠。而且，它还可以增加排便量，成为肠内细菌的饵料，调节肠道功能。

同时，水溶性膳食纤维具有很强的吸水溶胀性能，吸水膨胀后体积和重量增加 10 ~ 15 倍，能改善便秘，提高肠内的流动性，减少致癌物质的暴露机会。另外，它还可以延迟食物在胃里的消化，抑制血糖值的上升，促进胆汁分泌，抑制再吸收，降低 LDL 胆固醇[*55]。

膳食纤维并不是像芹菜丝那样一定以"纤维状"的形式存在，各种蔬菜、蘑菇、海藻、魔芋等食物中都富含膳食纤维。

关于蔬菜的摄取量，我们推荐每天为 350 克。在套餐中常常会配一小盘青菜，相当于 70 克左右；如果主菜为炒青菜或者麻婆茄子，那么量会增加一倍。

所以，如果是小盘的话，每天要吃 5 盘，可分早中晚 3 次吃。

凉拌蔬菜等生吃蔬菜的方法不会破坏蔬菜中富含的维生素，这种吃法很值得推荐。但是如果用水焯过的话，蔬菜体积变小，就可以增加摄入的量，能比生吃多摄取一些。两种吃法各有千秋，请大家适当搭配，尽量多吃蔬菜。

饮食术 13　叶菜果菜"每天"吃
根茎类蔬菜含糖量高，要少吃

蔬菜大致分为叶类蔬菜、果类蔬菜和根茎类蔬菜。

以菠菜、小松菜等为代表的有"叶子"的蔬菜就是叶类蔬菜。其中，像埃及帝王菜那样颜色比较深的蔬菜中富含钾，通过钠钾离子交换可以促进钠盐排出，所以具有降血压的效果。

西红柿、茄子、黄瓜、秋葵、西葫芦等，属于食用果实部分的蔬菜，叫作果类蔬菜。果类蔬菜中，注意请不要吃太多甜西红柿。另外，西红柿、茄子都不要去皮。皮和果肉之间的部分富含营养成分，所以建议您整个吃，这样更有利于摄取多种营养。

在各种蔬菜里，须格外注意根茎类蔬菜。薯类、南瓜、藕等，都含有较多的碳水化合物，所以尽量少吃。有些人偶尔吃些土豆沙拉等根茎类蔬菜，就"感觉自己吃蔬菜了"，其实他吃的只是碳水化合物。

饮食术 14　犹豫时就选"十字花科"
十字花科蔬菜可以降低死亡风险

最近的研究很多聚焦在"十字花科"蔬菜上，如西兰花、花椰菜（花菜）、芜菁、白萝卜、圆白菜、白菜、豆瓣菜、芝麻菜、油菜等。

瑞典隆德大学的研究团队正在进行的一项调查表明，这些蔬菜富含的叫作萝卜硫素（sulforaphane）的成分，可以降低血糖值[*56]。

特别是西兰花的新芽"西兰花芽苗"，因为富含萝卜硫素，具有降低糖尿病并发症发病率的功效，所以可以考虑用来治疗 2 型糖尿病。

另外，日本国立癌症研究中心 2017 年发表的研究结果表明，大量食用十字花科蔬菜的男性肺癌发病率降低。然而这个效果只是针对不吸烟的男性，与女性无关。

该论文表明，包含日本人在内的亚洲人，比欧美人摄入十字花科蔬菜更多，日本人1天吃59.8克，欧美人仅为22.6克，只相当于日本人摄入量的一半以下[57]。

而且2000年关于吸烟率的数据统计显示，日本男性为51.3%，美国男性为27.7%。

由此，我们不难推测出，如果吸烟者减少的话，对于平时就大量摄入十字花科蔬菜的日本男性，肺癌的预防效果会更好。

蔬菜的烹调方式也很重要，生蔬菜更能保持异硫氰酸酯（isothiocyanate，ITC）的高活性。1993年日本人的研究报告表明，生的圆白菜有预防肺癌的效果[58]。

综上所述，大量食用十字花科的蔬菜，尤其是生圆白菜，可预防肺癌。

不管怎样，十字花科的蔬菜几乎都能很容易地在超市买到。所以，当您犹豫"吃什么蔬菜好"的时候，请首选十字花科的蔬菜。

饮食术 15　不要剩下荷兰芹
原来"配菜"才是补充营养的主角啊

在前面的小节中我提及了被称为异硫氰酸酯的成分，这里再稍微详细地说明一下。

关于异硫氰酸酯的研究有很多，日本国立癌症研究中心等的研究结果表明，它对男性癌症和女性心脑疾病有预防效果 *59。

异硫氰酸酯是"辣味成分"的一种。十字花科蔬菜本身并不含有异硫氰酸酯，它是由其中被称作芥子苷（sinigrin）的成分分解生成的。

比如萝卜泥稍微有点辣，不过直接吃萝卜并不是很辣。这是由于萝卜在磨成泥的过程中，芥子苷分解后生成了大量的异硫氰酸酯。

最富含芥子苷的蔬菜是豆瓣菜，嚼之有辛辣感，这正是生成了异硫氰酸酯的缘故。

萝卜泥和豆瓣菜一般都作为配菜，往往不被重视，但是我们应该好好吃这些配菜。被誉为"配菜之王"的荷兰芹也是富含维生素 C、E、K 的优秀食品，所以千万不要剩下。

顺便说一下，异硫氰酸酯有挥发性，所以不适合加热和长期贮存。生吃或烹调后立刻吃掉才能得到良好的效果。

所以说，萝卜的最佳烹调方式不是煮，直接磨成泥生着吃才是最佳方式。而且最好是磨好了就马上吃。别嫌麻烦，现吃现磨吧！

饮食术 16 "应季食物"要常吃
最不损失营养的吃法

随着温室栽培的盛行，如今一年中几乎所有蔬菜都能吃得到。但是可以断言，应季蔬菜营养更加丰富。比如从菠菜中的维生素 C 含量来看，冬天收获的菠菜 100 克中含有 60 毫克的维生素 C，而夏天收获的菠菜只含有 20 毫克维生素 C，含量大幅度减少 *60。

因此，尽可能吃应季蔬菜是最明智的做法。

另外，烹饪方法也很重要。B 族维生素和维生素 C 等水溶性维生素在加热的过程中会大量流失，尤其是煮的方式，营养会流失在热水中，所以以加热蔬菜的方法中蒸法比煮法更好。

曾经有一段时间流行过"塔吉锅"，那种锅很适合加热蔬菜，或者也可以用微波炉加热。

饮食术 17 认定"有机无农药"
买蔬菜即使多花点钱，性价比也很高

我一直尽可能吃"有机无农药"的蔬菜。到目前为止，关于农药的危害尚无法确切证明。但我觉得"不使用农药的蔬菜更

吃什么、怎么吃才能健康

好"，所以才坚持食用有机无农药蔬菜。

有一位 68 岁从事农业的男性患者告诉我："我们自己吃的蔬菜是在无农药的田里栽种的。农民都是这样的！农药有剧毒，连虫子都不吃，一定会对身体有害的！"他的话也是我选择有机无农药蔬菜的理由。

这位患者还给我讲述了日本农协的特色产品流通体系。

"因为农协销售农药，因此，我们费心费力又耗费钱财种植的无农药蔬菜，他们也只会以跟有农药蔬菜同样的价格来收购。因此，如果想以栽培无农药蔬菜来维持生计，就必须靠自己来寻找销路，非常困难！"

因此，即使我们知道"真的是无农药的更好"，也迈不出这一步。

而且，最近蔬菜的种子也出现了问题，听销售种子的人说，现在开发出了叫作"不产种子的 F1 品种"的蔬菜。如果蔬菜不产出种子的话，那么菜农就必须每次都重新购买种子。这里也隐藏着商业因素。

与 F1 品种相对的是传统蔬菜，被称为固定品种，当然固定品种的蔬菜味道要好吃得多。F1 品种的蔬菜到底对健康有什么样的影响，目前尚不明确，但是有些书中所讲的内容已经为我们敲响了警钟[61]。

然而无农药蔬菜太贵。比如，某一天小松菜的价格，在超市卖 128 日元，而专门经营有机无农药蔬菜店的价格为 348 日元，相差 220 日元。是否值得支付这个差额，可谓仁者见仁、智者见智吧！

不过，如果省下随手购买罐装咖啡、清凉饮料的钱，把它花在购买有机无农药的蔬菜上，我觉得会更有价值，性价比高得多。

即使这样，肯定还是有不少人会说"我家附近根本就没有卖无农药蔬菜的"。这种情况下，就请花些功夫认真清洗吧，虽然这样会损失一些营养。总之，要么花费金钱，要么处理麻烦，请您自行选择吧！

海藻

饮食术 18　常吃海藻降血压
吃海蕴、裙带菜孢子叶，轻松摄取钾和镁

　　根据 2014 年发表的 PURE 研究，如果盐分摄取过多的话，血压会按一定比例上升（盐分每增加 1 克，收缩压上涨2.1mmHg）。而且过多摄取盐分会导致死亡率上升 1.25 倍，心血管疾病死亡率上升 1.54 倍，脑卒中死亡率也随之上升 1.29 倍。

　　另一方面，钾的摄取量对人的影响和钠（盐分）正相反，大量摄入钾的人，其死亡率、心血管病死亡率和脑卒中死亡率都降低了[62]。

　　这一研究确切证明，过分摄取盐分会缩短寿命，并引起各种各样的疾病。

　　裙带菜、海带、海蕴等海藻中富含钾。吃含钾多的食品时，钠就会被相应排出。平时摄取过多盐分的人、担心血压数值的人，请积极食用海藻吧。

　　同时海藻中富含镁，可以预防骨质疏松和糖尿病，而且膳食纤维也很丰富，可以成为肠内细菌的饵料。

　　比如，每 100 克的生裙带菜中含钾 730 毫克、镁 110 毫克、膳食纤维 3.6 克。干海带中，每 10 克中含有 3.5 克膳食纤维。

超市销售的小盒包装海蕴、裙带菜孢子叶（和布芜）等，每个大概 20 克装。计算下来能摄取将近 150 毫克的钾。担心血压高的人，每天只吃一盒就不错。

不过，腌制的海藻中含有很多盐分。请多洗几遍，能除去一部分盐分。

如果想更简单地摄取海藻，我推荐干海藻。只要用水一泡就可以马上食用，还可以直接加在汤里食用。

海苔也是优秀的海藻食品。但因为加工后的美味海苔和韩国海苔等，都添加了盐分和化学调味料，所以没有必要特意选择它来吃。

饮食术 19　菌类不必过度洗
富含近年来备受瞩目的维生素 D

最近，维生素 D 备受瞩目。现已得知，<mark>血液中维生素 D 浓度高的人，肝癌、乳腺癌、卵巢癌等癌症的发病率更低</mark>，据日本国立癌症研究中心的研究发现，可使癌症的患病率下降 20% 以上，这一可喜的研究成果发表在一流杂志《英国医学杂志》（*BMJ*）上 [63]。

另外，在钙的吸收过程中维生素 D 是必不可少的，因此，为了预防骨质疏松症，也应该尽量摄取。

但含维生素 D 的食物很少。不过，菌类是个例外。

特别是木耳中富含维生素 D，在干燥状态下，每 100 克木耳含 85.4 微克维生素 D，即使煮过的木耳也含 25.3 微克。

此外，<mark>杏鲍菇、灰树花中也富含维生素 D</mark>。

菌类中都富含膳食纤维，可以调节肠内环境，而且还富含钾，而钠的含量却很少。所以担心血压有问题的人一定要积极食用菌类。

菌类中含有如此优秀的营养素，非常难得，请注意千万别使劲洗，那样会把它的营养都给洗掉了。因为只要把根部贴着生长源（树或者培养胚）的那部分切掉，大概也就去除了泥垢，所以，菌类没有必要清洗。

也有人提出"滑菇清洗后会更加美味"等意见，但考虑到营养，菌类还是直接烹调更佳。

烹调时可用黄油或者橄榄油炒，或者裹上铝箔纸蒸烤都可以。

其实，放入火锅的话营养会溶出，那样很可惜。所以尽可能做"蘑菇汤"，将溶于其中的养分全部一起喝下。

顺便说一下，菌类也可以冷冻保存。按照每次用量分成小份冷冻起来，这样更便捷。菌类是很优秀的健康食材，建议增加食用次数。

乳制品

饮食术 *20*　牛奶无须勉强喝
风险长期存在是有理由的

如前所述，目前牛奶有很多问题。我感觉，至少与结肠癌和1型糖尿病的发病相关，这个可能性无法否定。

有一位消化科医生曾说过这样的豪言壮语："做肠镜次数日本世界第一。"他曾断言："喝牛奶多的人患结肠癌多。"

还有，像我这样的糖尿病专科医生，都知道有这样一个说法："北欧患1型糖尿病的人较多的原因在于乳制品摄入过多。"*64。患者的血液中形成了自身抗体，这一抗体被推测是引起1型糖尿病的原因。

而且据相关研究表明，如果刚出生就喝牛奶的话，1型糖尿病的发病率会增高。虽然还不能确定真正会患病，但是1型糖尿病患者1天必须打4次胰岛素，这个结果真的不容忽视。

然而，根据普莱斯博士的相关研究得知，也有人饮用了大量未加热杀菌的鲜牛奶而得以长寿，这也是事实。因此，我认为牛和牛奶本身并不坏。

应该这样认为，牛奶，因牛的饲养环境和制造方法而完全不同。自由放养的牛，毫无压力地啃食牧草，茁壮成长。这样的牛挤出的牛奶，如果能尽可能低温加热处理（60℃左右），一定会对健康有益。不过，估计价格也会很高，而且没办法轻易买到。

如果只是单纯低温杀菌牛奶的话，一些有名的大公司也在生产，在超市一盒（1升）大概350日元左右就可以买到。但是，如果连牛的饲养状况也关注时，估计价格就该差出1位数了。如果到这种程度，那么还有没有必要喝牛奶就值得考虑了。如果是我，就会考虑用这些钱去购买无农药蔬菜。

恐怕很多人小时候都是被灌输"喝牛奶对身体好所以要喝"的思想教育长大的。这种惯性思维在很多人长大成人后仍然摆脱不了，所以才会这么执着于牛奶吧。

把这个惯性思维换一换怎么样？"不喝牛奶也没关系"。我本人就喜欢喝豆浆，几乎不喝牛奶，但身体也一直没有因此出现过任何状况。

饮食术 21　"天然奶酪"是首选
加工奶酪是为了上战场时易于保存才开发出来的

意大利撒丁岛以长寿岛闻名于世，年过百岁仍然能够健康行动的老人很多，那里的人们经常食用以绵羊和山羊奶为原料的奶酪。奶酪中富含优质的蛋白质、脂肪、维生素、矿物质，自古就是欧洲人的主要食物。

工作期间如果感到有点饿了的话，可以吃点奶酪，以代替饭团和零食，这样更好。

但是，请务必选择天然奶酪。

我们小时候所说的奶酪都是"加工奶酪"。

原本加工奶酪是"美军上战场时无须冷藏也能保存的奶酪"，是为了满足这样的需求开发制作而成的。因为有经过防腐处理、改变其中成分等"加工"过程，所以才有了这个名称。

所有的食物都一样，"能放住，所以放心"可以说是一个很大的误区。安全的奶酪发霉是理所当然的。失去自然状态的加工奶酪能放很久，但我们还是尽量不要吃吧。

现在如果您去逛逛地下商场或者高级超市，都可以买到各种各样的天然奶酪。天然奶酪中有切达奶酪、高达干酪、帕马森干酪等，这些颜色浓郁的成熟奶酪中含有很多的 AGE 和盐。

从这一点上来看，我更推荐的是马苏里拉奶酪、乡村奶酪、马斯卡彭奶酪等新鲜、颜色很淡的奶酪。

这些奶酪可以用于拌沙拉，或者与肉类、鱼类一起烹调，做成各种菜肴。因为奶酪中含有的脂肪成分可以保护胃黏膜，所以在喝威士忌这种烈酒的时候，来一点做下酒菜是最合适不过的了。

而且撒丁岛的健康高寿老人也都吃绵羊和山羊奶制成的奶酪，可以试着向他们学习一下！

饮食术 22　酸奶一定"饭后"饮

健康效果还是未知数，不过吃法上也要下功夫

在第 1 章也曾提及，我认为很多日本人对发酵食品抱有过度的期待，其中首当其冲的就是酸奶。

酸奶是在牛奶中加入乳酸菌和酵母并经过发酵后制成的。

根据加入的乳酸菌不同，宣称"对 ×× 有效"的各种商品被摆在超市的货架上。商家精心研究，不断推出新产品，但是它到底能起多大作用，目前还不好说。酸奶，一言以蔽之，还是一个"未知"的世界。

在这种状况下，我的观点就是"不要过量食用"。1 天喝 100 ~ 200 克无糖的"原味酸奶"就足够了，没必要特意选择强调"低脂肪"的酸奶。在此之前我也多次提及，减少脂肪的摄取，对您的健康没有任何帮助。

另外，也有人想办法把低聚糖加入酸奶一起吃。因为低聚糖可以成为肠内双歧杆菌的饵料，所以说和酸奶一起吃入会产生更好的效果。

但是，低聚糖和蜂蜜、香蕉混合时，糖类的量会增加。所以，与这个相比，我更推荐魔芋刺身。魔芋的主要成分是葡甘聚糖，在体内分解后便会生成低聚糖。

"酸奶 + 魔芋？"听了这个建议，我想很多人会打退堂鼓

吧！实际上并不是将魔芋块不经加工直接食用。可以将做刺身所用魔芋清洗干净后，切成一口大小的小块，之后拌到酸奶中。这样一来几乎完全闻不到魔芋特有的腥味，吃下去时如同吃果冻一样。

而且酸奶宜饭后食用。因为空腹时胃酸效力更强，会杀掉有益菌。

不管怎样，要找符合自己的酸奶，不要只是听信电视广告宣传，要自己去寻找好的产品。

坚持吃一段时间，如果感觉肚子的状况好转了，那么这款酸奶就值得期待。

再有一点，通过观察我那些患者的数据，发现有的人吃了里海酸奶之后，LDL 胆固醇值有变高趋势，很可能是因为这款酸奶过于浓厚。

饮食术 23　面包涂黄油不易胖
有抑制血糖上升的效果

关于黄油对健康的影响，专家们各持己见。

但通过本书介绍的各项研究结果，我们可以明白，肉类的饱和脂肪酸并非坏东西。同时可以认为，作为动物油脂的黄油也是一样的。

因为黄油富含维生素 A，如果使用一大勺黄油（大约 10 克）

做饭或涂在面包上，这个量是可以的，建议积极食用。这样既可以抑制血糖值的上升，又不容易变胖。

不过黄油的品质很重要。对所有乳制品而言，须确认是从优质环境饲养的牛身上获取，这一点要格外讲究。

顺便说一句，我所购买的美国黄油，外包装上都明确写着："所用牛奶均来自食用有机饲料成长，未使用生长激素及抗生素的奶牛" [65]。

反过来也可以说，"与此截然不同的黄油、牛奶、牛肉随处可见"。

最为理想的是，选用自由放养生长的、只吃牧草的牛产出的牛奶制作而成的"草饲黄油（Grass-fed Butter）"，但最大的问题就是价格贵，在部分高级食品店和地下商场有卖，在网上也可以买到。

饮食术 24　经常吃豆别糖煮
全世界长寿地区都在吃的健康食材

意大利撒丁岛中部的巴尔巴吉亚作为长寿地区而知名。在这里，大家在生活中经常吃一种小蚕豆。总体来说，豆类都富含优质蛋白，同时还富含具有抗氧化作用的多酚和维生素 E。豆类是我们可以积极食用的食材。

大豆、鹰嘴豆、花豆、黎豆、金时豆等干豆，市面上就有销售。如果觉得泡豆子麻烦，也可以选用水煮豆，在做菜的时候可以在各种菜肴里多加一些，特别是大豆富含钙质。当然，在荷兰豆、毛豆、蚕豆等新鲜上市的季节，多食用新鲜豆更好。

很多老人一想到豆子，就觉得是用糖煮的甜豆。实际上吃那种甜豆子会造成糖类摄取过剩。建议把豆子放在沙拉里拌着吃，也可和肉、蔬菜一起炒着吃，可以想各种办法多吃一些。

饮食术 25　食材大豆数最强

令糖尿病症状大幅改善的"木棉豆腐 × 纳豆"

豆腐等大豆制品是几乎找不到缺点的完美食材之一。

大豆中含有各种维生素和膳食纤维，同时还富含异黄酮、卵磷脂、皂苷等抗氧化物质，它可以预防 LDL 胆固醇的氧化变性。

科学研究证实，多吃大豆制品的人乳腺癌的发病率会降低[*66]。

另外，大豆制品还有减肥的效果。

自 1986 ～ 2010 年的 24 年间，哈佛大学营养学教授，对约 13 万美国人进行了调查研究。通过统计处理，发现了各种食材与体重变化的关系，并将调查结果发表在《公共科学图书馆·医学》（*Plos Medicine*）上[*67]。

该研究成果显示，与各种蔬菜（土豆、玉米、花椰菜、叶类蔬菜、西兰花、菠菜）、各种水果相比，经常吃豆腐等大豆制品的人呈现出最佳的减肥效果。

该项研究还表明，蔬菜也具有良好的减肥效果，而且，浆果类水果和苹果、梨等也呈现出同样效果。

但是，超越这些蔬菜水果，大豆制品的效果技超群雄，独占鳌头。

现在，越来越多的食品套餐连锁店，也开始理解限糖饮食的重要性，有的店铺已经把主食米饭和面包换成了豆腐，这的确是个好主意。

我的患者也是，在自己家吃饭的时候，主食不吃大米，而是在饭碗里盛上一碗豆腐，还有的人在上面再浇上纳豆一起吃，希望得到大豆这种优质食材的双倍功效。

实际上，这位患者的 HbA1c*值得到了大幅改善。

选择这样吃的人最好选择木棉豆腐（大豆腐）而不是绢豆腐（细腻的内酯豆腐）。如果类似冲绳的岛豆腐那样质地比较硬的话，口感就更好了。

另外，作为健康食品备受瞩目的"豆粉"，就是炒熟的大豆磨成的粉末。如果把它用豆浆冲着喝，那也可以收到双重效果吧。不过，加了糖的甜豆粉是绝对不可以乱吃的。市面上销售的很多豆粉是添加了糖和盐的商品，请一定仔细核实一下商品的成分表。

饮食术 26 纳豆留在"晚餐"吃
预防脑梗死的小技巧

纳豆是有益于身体健康的食物，这已经广为人知。我自己几

---

* 即糖化血红蛋白，反映近 1~2 个月血糖值的变化，以此判断是否患有糖尿病。（参看 182 页）

乎每天都吃纳豆。

纳豆作为发酵食品具有很好的调整肠道的效果，并且在纳豆的黏稠部分中含有纳豆激酶，能有效分解血栓的主要成分纤维蛋白。因此，纳豆具有预防脑梗死的功效。

纳豆激酶在食用后 10 ~ 12 小时发挥功效，所以，不建议在早上而应在晚上食用纳豆[*68]。因为脑梗死的发病一般都在深夜至凌晨较为多见。

有些人喜欢将纳豆和鸡蛋混合在一起食用。这时，请只放蛋黄。因为纳豆中还含有叫作生物素的成分，该成分具有很好的美颜效果，而蛋清中所含的抗生物素蛋白会妨碍生物素发挥功效。

蛋清也不用浪费，可以放进味噌汤里吃，这样就可以一举两得了。

纳豆不仅能浇在米饭上吃，还能做油炸豆腐夹纳豆、纳豆鸡蛋卷，有各种各样的烹饪方法。另外，和萝卜泥或是辣白菜拌在一起，做下酒菜也很不错。

多想一些办法，争取一天吃一小盒纳豆。

饮食术 27 "毛豆" 来作下酒菜
和大豆一样，毛豆就是营养胶囊

毛豆可以说是日本人最喜欢的下酒菜三甲之一。我认为它是因美味而入选的，而它的营养价值也绝不愧于三甲称号。毛豆是在大豆尚未成熟的清嫩阶段收获的，所以它和大豆制品一样富含营养，其中特别是钾、磷等矿物质及维生素 K 极为丰富。

吃毛豆用"煮"的人占大多数吧！其实"焖"更有利于营养吸收。制作时前面的步骤和煮是一样的：先带皮洗净，撒上盐。然后放进平底锅里盖上盖，开火"焖熟"就可以了。这样既不需要烧水，营养成分和美味也不会流失，既省去麻烦又营养美味。在入口的瞬间，您就会感到"还是这样吃味道更浓"。

即使您工作一天，带着疲惫的身躯回到家里，也不难做到这一点点事吧。晚上想小酌的时候，在毛豆应季的时节，请您一定尝试一下。

饮食术 28　饿了垫点小坚果（30 克）
世界各国都公认，坚果"有益健康"

美国的丹娜法伯癌症研究院（Dana-Farber Cancer Institute）与哈佛大学公众卫生研究生院的合作研究成果表明，每天吃一把坚果的人和完全不吃坚果者相比，死亡率低 20% 之多。即使每周吃 1 次，也会低 7%[69]。

另外，2018 年《新英格兰医学杂志》上刊登有西班牙的研究成果，其中也指出：大量使用特级初榨橄榄油和坚果的地中海饮食可以减少血管性疾病[70]。

而且，研究还表明：多吃坚果（1 天 67 克），总胆固醇值下降 5.1%，被称为"坏胆固醇"的 LDL 值下降 7.4%。造成肥胖的甘油三酯也有所下降[71]。

"吃坚果会长胖，胆固醇值会上升"这样的说法是大错而特错的。日本人也应该多吃坚果。

每周可以吃 3 ~ 5 次（每周吃 7 次也没关系）。首先，1 次的摄取量以 30 克为目标。可以慢慢增加，并逐渐达到该论文中的数值——1 天 67 克。

现在市面上还有多种小包装坚果销售，如扁桃仁、榛子、核桃仁等混合在一起，每包 30 克左右。把这样混合式小包装坚果放在随身的包包里，饿了的时候吃上一点也很不错。

不过，选择坚果有两点非常重要。

一个是选择无盐的坚果。

另一个是要注意不要变质发霉。坚果类的霉菌具有强烈的致癌作用。

2017 年，哈佛大学在美国《临床肿瘤学杂志》发表的报告显示，结肠癌患者多吃坚果可以提高生存率[*72]。但是，花生未呈现出同样的效果。

因此，虽然坚果很好，但我们并不推荐花生。因为现在日本市场上销售的大部分花生都是外国产的，我们无法确定其制造过程，有些我们还能亲眼看到上面撒了很多食盐。

还有一点需要强调，市面上销售的扁桃仁露也不要喝了。我确认了几款商品的成分，不仅含有砂糖，还掺杂着其他不靠谱的东西。

有些人误以为它对身体好，为了健康才喝它。其实完全没有这个必要。

饮食术 *29*　水果切勿"空腹"吃

吃应季水果，饭后少量慢用

　　水果的果糖比葡萄糖更容易变为甘油三酯，因此，水果是很容易造成发胖的。

　　但是，水果同时又是摄取优质维生素的理想食物，所以，不能因为怕胖就不吃。只是需要注意吃的方法。

　　首先，最最重要的就是不要榨汁喝，一定要整个吃。如果是橙子，那就剥掉外皮后一瓣一瓣地吃，不要把里面透明的薄皮扔掉。

　　这样，既可以摄取水果中的膳食纤维，又可以通过咀嚼分泌唾液，向大脑发出"食物进来了"的信号，而在比较早的阶段获得饱腹感。这样吃的话，您吃一个橙子就可以得到满足。

　　另外，不空腹吃水果也是重要的一点。空腹吃的话，就会使血糖值直线上升。但是，如果胃里已经吃进去一些食物的话，血糖值会平稳上升。

　　您在认识到所有水果"整体上都容易使人发胖"的前提下，作为餐后甜点，最好少量吃一些应季水果。

　　另外，有的人把牛油果当成蔬菜，其实按照食品分类来看，它属于果实，只不过它比较特殊。牛油果几乎不含碳水化合物，所以在控糖时绝对是最佳果品。

另外，牛油果中还富含维生素 E 和优质脂肪，所以平时也可以常吃。

饮食术 30   拒绝廉价橄榄油
便宜的橄榄油没有医学方面的优势

在油脂中，现阶段最推荐的就是橄榄油。

现在推出有各种各样对健康有益的油脂，如紫苏子油、亚麻子油等。但是，现在还没有能够对其做出明确评价的佐证资料。脂质是组成细胞膜的原料，摄取这样重要的营养成分有必要慎重挑选饮食来源。

在地中海国家，公元前 4000 年左右就开始生产橄榄油，并使用至今。现在世界上流通的橄榄油中，有 40% 产于西班牙。消费量最多的是希腊，人均 1 年 24 升，也就是 1 个月 2 升，如此多的橄榄油消费量实在令人吃惊。西班牙的年消费量为每人 14 升，意大利为 13 升。他们对橄榄油的信赖程度非常高，因此，在制造橄榄油方面的热情与认真程度也达到了极致。

顺便说一下，美国人的橄榄油平均摄取量和日本人相同，每年 1 升左右。从这个数字来看，我们不难发现，脂质的摄取量并非是肥胖的原因。

2013 年登载在《新英格兰医学杂志》的论文报告了这样的结果：以充分使用特级初榨橄榄油的地中海饮食进行减肥（参照

66 页），试验对象不仅体重有所下降，而且心脏病和脑卒中的发病率都降低了 30% 之多[*73]。

另外，地中海式减肥法还改善了血中胆固醇值和甘油三酯值，还可以预防糖尿病。

有趣的是，该研究还同时获取了非特级初榨橄榄油的廉价橄榄油数据，发现廉价橄榄油没有降低心脏病和糖尿病风险的功效。由此可见，质量非常重要。

在西班牙和意大利制造的高级橄榄油，有时也会因为船运时间过长，航道经过赤道附近等原因，造成橄榄油变质。如果价格特别便宜的话，或许应该怀疑它的质量。我们最好食用值得信赖的商店所销售的特级初榨橄榄油，如果有可能的话，请选择不经加热榨取的工艺，并有冷藏运输或有温度管理运输的商品。

饮食术 2
——实践宝典

饮食术 31　用餐先吃 "蛋白质"

最后吃碳水化合物，"正确的饮食顺序" 保护您的健康

对日本人来说，米饭是十分重要的。我提倡控制糖类，但我并不是说让大家 "别吃"。

不过，把白米换成糙米，就是值得探讨的问题了。精米在加工的过程中磨去了很多营养成分，与此相比，不经过精加工而直接食用的糙米，维生素和矿物质有很多会保留在其中。另外，在白米中掺入五谷杂粮，也会比只吃白米摄取更多的维生素和矿物质。

虽说如此，这种情况也只能在自己家中实现。在外面饭店吃午餐的话一般都是白米饭。即使这样，稍下点功夫也可以做到守护您的健康。

米饭和面包等碳水化合物，可以通过和蛋白质、脂质、膳食纤维一起食用来控制血糖值的上升[74-75]，因为这样可以延迟肠胃对糖类的消化与吸收。

有一项研究，专门比较了蛋白质、脂质、膳食纤维三类物质控制血糖上升的状况，研究哪一类物质控制血糖上升的效果最好[75]。

结果表明，碳水化合物和蛋白质一起吃时效果最佳。这是因为蛋白质除了可以延迟消化吸收以外，还可以促进肠内分泌出能够降低血糖的肠降血糖素。

如果想吃便利店的饭团时，请尽量避免吃红豆饭团、烤饭团等，因为这样的饭团含量"只有碳水化合物"。应尽量选择里面包着肉或者金枪鱼的饭团。但是，不要选择包有明太子的饭团。因为制作者为了保证鲜红的颜色，很有可能使用了致癌物质亚硝酸钠。

猪排盖饭、牛肉盖饭也很不错。里面不仅有肉，还有洋葱等蔬菜。与只吃大米相比，吃盖饭能使血糖值较为平稳地上升。

像炒饭那样包含有其他食材，同时又用油炒过的米饭也非常推荐。

如果吃套餐中的米饭时，首先要吃肉和鱼这样含蛋白质的菜肴，然后吃小碟的蔬菜，最后再吃米饭，这样可以控制血糖值的上升。

但有的人习惯直接先吃米饭，所以可能刚开始会觉得不舒服，不过，渐渐就习惯了。从长远眼光来看，这样的习惯会成为守护您健康的财产。

饮食术 32　面包片不如"牛角包"
纯面包片，一点也不健康

　　面包也一样，和蛋白质、脂质、膳食纤维一起吃，可以控制血糖值上升。

　　最不好的就是直接吃纯面包片。喜欢吃面包的人都会说："真正好吃的切片面包，是刚刚烤好时，什么也不抹、什么也不蘸，直接吃就最棒。"相信一定是那样的吧。但是，从健康的角度来考虑，我很难赞成。

　　首先，选择牛角面包比选择面包片好，因为牛角面包里有很多黄油。因此，吃了以后血糖值不会像吃面包片以后那样上升。

　　如果吃面包片的话，不要直接吃，请涂一些黄油。如果再夹着属于蛋白质类的金枪鱼罐头吃就更好了，再加上富含膳食纤维的生菜就是最棒的吃法。

　　另外，已经证实：把橄榄油抹在面包上吃比抹黄油降血糖的效果更好 [76]。

饮食术 33　选麦片务必确认"含糖量"

要看食品成分表，不要被表面现象所欺骗

对欧美人来说，主食大致是面包、意大利面等小麦制品。

这里也有与"白米和糙米"相同的问题。与精致小麦粉制作的白面包相比，注重健康的上层名流更喜欢选择偏棕色的全麦粉面包，对于意大利面他们也喜欢选择用全麦粉做的。

不仅是小麦，大麦、大米、荞麦，其他所有的五谷杂粮，谷物不进行精加工，带外皮一起（这样完整的谷物叫作"全谷物"，即 whole grains）食用更好。

但是，这些对健康知识一知半解的人，常常会因"貌似全谷物"被蒙骗。有的面包只使用了很少的全麦粉（几乎和白面包没区别），但是，那些一知半解的人却认为"因为是全麦粉，所以对身体好"，便毫无忌惮地吃起来。

"无麸质"也常常被误解，很多人误以为"无麸质＝无糖类"。

"麸质"指的是小麦中含有的一种蛋白质，是过敏原之一。因此，对小麦过敏的人来说，无麸质的食品是非常有帮助的。在这样的食品中，大多使用米粉来代替小麦粉。所以说，这类食品中充满糖类物质。

另外，最近特别须注意的是麦片类食品。所谓"麦片"，是指用玉米、燕麦、小麦、大麦、黑麦、大米等加工制作而成。因

为可以冲牛奶直接食用，所以在忙碌的早晨，很多人喜欢选择吃麦片。

其中，特别畅销的是"什锦麦片（granola）"。在加工过的谷物中加入蜂蜜、砂糖、枫糖浆等，其中加入干果、坚果等的产品最具人气。

大家对它的印象首先是，各种谷物杂粮丰富，膳食纤维丰富。但有些制品在每份 50 克的麦片中含糖类 31.6 克之多（大约相当于 8 块方糖）。很多人本以为它有益于身体健康才选择食用，但实际却很有可能从早晨开始就使得自己的血糖值急速上升。这就是最为典型的"不吃为妙"的食品。

千万不要被表面现象所左右，一定要仔细核查糖类含量等本质之处。

吃什么、怎么吃才能健康

饮食术 34 拉面不如"叉烧面"
通过增加面码和配料可以避免血糖值上升

和米饭、面包一样，面食类也有同样的问题。不要只吃面条，和蛋白质、脂质、膳食纤维一起吃更好。

说到拉面，叉烧面有很多叉烧肉，这非常好。吃的时候要将叉烧肉和面一起吃，千万不要先吃面。如果要考虑先吃哪个，还是优先吃叉烧肉更好一些。

另外，汤面、豆芽荞麦面等，其中的膳食纤维可以控制血糖值上升。如果能有肉等蛋白质最好[*77-78]。面码（日语方言，即拌面的菜蔬）里最好追加一些叉烧肉、煮鸡蛋等。

总而言之，"在意热量而不加面码"是最差的选择。

吃荞麦面和乌冬面也请按照同样的道理来考虑。尽量避免点只有面的"蒸笼荞麦面""清汤荞麦面"之类的，最好选择添加各种各样的面码，然后和面一起吃。

再有，天妇罗荞麦面上的面码是天妇罗，外面裹的面糊含有很多碳水化合物，最好不吃为妙。

夏天吃的素面、凉面等，也最好添加一些面码。

不过，为了不让盐分过量，最好剩下面汤。

我过去特别喜欢拉面，周末常常去各种拉面店，品尝比较各店不同的美味拉面。不过当时也没有太胖，可能是因为吃完拉面以后散步的原因吧。

　　如果不想变胖的话，请您在吃完拉面以后散步20分钟。我的患者们也证实，仅仅是这样也可以控制血糖值不上升，不发胖。

饮食术 35　咖啡每天 4～5 杯

虽然众说纷纭，但结论是"黑咖啡对健康有益"

关于咖啡和健康的关系，世界上已有各种各样的研究。

据一个例子，英国生物样本库（U.K. Biobank）这一研究机构，对 50 万以上平均年龄 57 岁的男女的数据进行了分析。结果表明，咖啡的摄入量与死亡率呈逆相关 [79]。

和不喝咖啡的人相比，每天喝 2～3 杯咖啡的人死亡率降低 12%，喝 4～5 杯的人同样降低 12%，6～7 杯的为 16%，8 杯以上的为 14%。

日本国立国际医疗研究中心的团队对大约 5.6 万名日本人进行了调查，研究结果表明：每天喝 3～4 杯咖啡的人和几乎不喝咖啡的人相比，2 型糖尿病的发病率有所降低，其中男性减少 17%，女性减少 38% [80]。

其原因大概在于，咖啡中所含的多酚的一种——"绿原酸（chlorogenic acid）"具有较强的抗氧化作用。

对于特别在意健康的职场人士来说，咖啡是小憩时最适合的饮料。

不过，须注意的是：应喝不加糖的黑咖啡，同时不要喝得过多。

咖啡因摄取过量容易造成失眠、神经官能症、脉律不齐等。

EFSA（欧洲食品安全局）规定，不影响健康的咖啡因摄取量为1天400毫克以下。

这样算来，每天最多喝4~5杯咖啡。如果是喜欢喝浓咖啡的人，每天最好控制在3杯左右。

为了安全起见，请大家千万不要喝罐装咖啡。毋庸置疑，虽有规定咖啡严禁加糖，但大多数情况下，即使是黑咖啡也会加香料等添加剂。

现在，在便利店里也卖现磨咖啡。请大家养成购买现磨咖啡的习惯。

饮食术 36　饮酒"每周限百克"

考虑到消除压力等因素，最终还是凭借各自的判断吧

关于酒精的研究有很多，迄今为止也得出了各种各样的结论。

至少在我的专业领域内，针对糖尿病而言，不应该敌视酒精。除去啤酒、日本酒、绍兴酒等糖类较多的酒以外，我一直都告诉患者"可以适当喝酒"。

实际上，酒精可以降低血糖值。

生物化学教科书《德夫林生物化学》（7 版）中，关于"酒精性低血糖"，举出一个非常有趣的案例。

有一位 39 岁的女性，在酒吧饮酒后意识模糊，被急救车运走。但是，她被急救的原因不是因为醉酒，而是因为从早上过于忙碌，几乎没有用餐，在空腹的情况下饮酒而造成血糖值大幅下降。最终那位女性喝了橙汁以后身体恢复正常，这是因为她被降低的血糖值恢复到正常的缘故。

这个事例也表明，酒精可以降低血糖值。而降低血糖值，就可以预防肥胖，从这一点来说，酒精并不是敌人。

那么，喝酒会引起什么病症呢？

2018 年《柳叶刀》刊发了一篇论文，该论文调查了酒精摄取量与死亡率、患病率之间的关系[81]。

其结果表明，40 多岁的人每周摄取 100 克以下酒精时，死亡率几乎没有变化。但如果每周的摄取量增加到 200 克时，寿命会出现 1～2 年的差别。

一般认为，酒精消费量的增加，会升高血压，增加脑卒中、消化器官癌症的发病率。醉酒后更容易遭遇事故。

另一方面，该调查还显示，适当饮酒可以升高 HDL 胆固醇值，降低心肌梗死的发病率。

另外，高龄者中饮酒量与寿命的相关性变低。

研究还表明，啤酒和蒸馏酒使死亡率上升，而葡萄酒不会。

由此可见，首先，针对高龄者，在注意预防消化器官癌症的同时，可以保持原有的饮酒习惯。

对风华正茂的职场人士来说，最理想的酒精摄取量是每周控制在 100 克以内。

在这里，我还要强调一下，这里所说的酒精摄取量 100 克，指的是酒精的含量。并不是说啤酒 100 克，葡萄酒 100 克。

酒精含量 100 克，换算起来的话，大概是 1 瓶葡萄酒。每周喝 1 瓶葡萄酒的话，也就相当于每天喝 1 杯左右吧！

不过，原本能喝酒的人，多喝一点也没关系。如果喜欢喝酒，克制忍耐着不喝，反而会导致精神压力。

使死亡率明显升高的酒精摄取量是每周 200 克以上。所以，如果每周喝 2 瓶葡萄酒，也就是每天喝 2 杯左右的话，是没有问题的。

吃什么、怎么吃才能健康

饮食术 37　年纪越大越要控盐

日本是世界首屈一指的盐分大国

我年轻的时候，提起调味料，有砂糖、食盐、味噌、甜料酒（味醂）、酱油等，这些是基本调料。再加上沙司、蛋黄酱、番茄酱、调味汁等，这就算很不错了。

现在，市面上销售着很多非常方便的调味料，"只要和××一起炒就可以了"。对繁忙的职场人士来说，用到的机会有很多。但是请大家注意，这些调料中所含盐分较高，请务必留意。

毋庸置疑，盐分的过度摄取是导致高血压的原因。比尔及梅琳达·盖茨基金会进行的研究显示，世界上最大的死亡原因是高血压。这一点非常重要，所以我反复强调。盐分摄入过多会极大地提高心肌梗死、脑卒中的风险 [*82]。

虽然和以前相比有所减少，但日本人的盐分摄取量仍居高不下，仅次于韩国，居世界第 2 位，男性平均每天摄取 11 克，女性为 9 克（2015 年）。

据日本厚生劳动省推荐，男性每天盐分的摄取量为 8 克，女性为 7 克。WHO（世界卫生组织）的指标更低，仅为 5 克。

日本国家研究机构的报告显示，食盐摄取量排行榜中，占第

1 位的是杯装方便面（5.5 克），第 2 位是袋装方便面（5.4 克）。紧随其后的是梅干（1.8 克），腌雪里蕻（1.2 克）。竹荚鱼鱼干、鳕鱼子、辣白菜、叉烧肉等都使用了较多食盐。面包也榜上有名，为 0.9 克，高居第 12 位，属于盐分较多的食品，这点须引起大家的注意。

该报告最令人吃惊的是，经常吃杯面、袋装方便面等的人群中，有的人 1 天吃盐竟达 90 克之多 *83。

现在，从尿液中就可以检测出当天摄入的盐分含量。如果是糖尿病患者，过度摄入盐分还须担心引起肾脏病症。所以，我一般给所有的患者都做检测。

结果发现，40 岁左右的患者中有很多仅摄入 3 ~ 4 克的食盐。相反，年龄越大，反而食盐量越高，有的人竟然超过了 20 克。

我们会在不知不觉中摄入过量盐分，请务必注意。

第 4 章

终极身体调理法

远离肥胖、衰老、疾病

从控制血糖值开始，成就健康体魄

为了摆脱身体不适，
须在日常下功夫，使血糖值不出现大幅波动。
何谓适合不同体质、不同年龄的饮食术？

白米饭吃太多会减少寿命
日本全国的健康分布自古以来从未改变

《日本的长寿村和短寿村》[*84]一书已于1972年出版。该书作者医学博士近藤正二，从1935年开始，历时36年，走遍日本全国，调查了长寿村和短寿村人们的生活方式，并将调查结果归纳总结后出版。

他背着重重的行囊，翻过险峻的山岭，走访了990座村庄，并在各个村庄逗留观察，亲眼确认后得到了这样一个结论："吃很多白米饭的村子是短寿村。"

当今，控糖这一说法已经广为人知，这样的结论自然不难理解。但是，在当时，这可谓划时代的结论。

对于这个研究结果，大部分专家只是认为"原因不在于大米饭，而是下饭用的咸菜腌得过咸"，因为当时有很多人由于盐分摄入过多而患上了高血压，或死于脑卒中。

而关于"米饭吃多了会怎样"这个问题，迄今为止却几乎无人问津。

但现在已经很清楚。如果吃太多米饭，血液中的葡萄糖就会过多，也就是血糖值会变高，对健康有显著危害。

为什么在中国糖尿病患者急剧增加

即使白米饭摄取量相同，和欧美人相比，亚洲人也更危险

2012 年，哈佛大学科研团队在《英国医学杂志》上公开发表了数据分析结果，表明吃白米饭会增加患 2 型糖尿病的风险。其原因是与糙米相比，白米中所含的镁和膳食纤维等都相对较少。

而且，经研究得知，即使食用同等数量的大米，亚洲人比欧美人的危险性也更高。将食用白米较多和较少的人对比研究，结果表明，容易患糖尿病的比例：亚洲人 1.55 倍，欧美人 1.12 倍[85]。

2017 年，《糖尿病护理》(*Diabetes Care*) 上发表了一篇关于中国人饮食生活的变化与糖尿病剧增关系的研究成果[86]。

中国现在有超过 1 亿的糖尿病患者。究其原因，第 1 位是肥胖，第 3 位是缺乏运动。而第 2 位是全谷物摄入少，第 4 位是精制谷物摄取多。

中国人比日本人更喜欢吃白米饭，常吃的饺子、馒头、包子的皮、面条也都是使用白面制作的。其结果，造就了 1 亿糖尿病患者。

如果考虑到人口比例，在日本也出现了同样的情况。

我刚刚当上医生的时候，日本的糖尿病患者为 80 万人左右，与风湿病患者数量基本持平，而和高血压相比，是相对比较小众的病。但是，现在患者达到了 1000 万人。

在全世界用药销售量位于前 20 名的药品中，胰岛素等糖尿病药物占 4 种。由此可见，糖尿病患者在世界范围内大幅度增加。

"血糖值"管理对保持健康有效的理由
血糖值高就容易患上所有生活习惯病

过去在日本，"血压"是了解某人健康状况及生活方式的重要指标。现在，血压仍然是很多人"在意的数值"。

所谓血压，是指心脏向全身的血管输送血液的力量。所谓"高压"就是收缩压，是心脏的肌肉用力收缩，将血液送出时的力量。相反，被称为舒张压的"低压"，则是心脏舒张，血液返回心脏时的压力。

人们很容易误认为，将血液送出的力量高一些比较好。但是，高血压的持续状态，不仅会给心脏增加负担，而且强大的血流还会使血管受伤，促进动脉硬化。因此，控制血压非常重要。

如上所述，为了保持健康的身体，血压依然非常重要。不过，现在"血糖值"成了更为重要的指标。

血糖值，是显示血液中所含糖分的数值，超过一定标准（空腹时 6.1mmol/L 以下，餐后 2 小时 7.8mmol/L 以下），就会被怀疑是糖尿病。

这种情况下，令人担心的不仅是糖尿病及其并发症。还有更大的危害，那就是血糖值过高，会容易令人患上几乎所有的生活习惯病。

首先，血糖值高就会带来肥胖。

而且，会增加叫作 AGE 的促老化物质。这种物质在体内的细胞中作怪，是癌症、心肌梗死、脑卒中、阿尔兹海默病等所有生活习惯病的元凶。

在考虑现代人的健康时，最为重要紧急的课题是控制血糖值。

而且，由自主神经控制的血压，只要人一紧张就会上升，无法随意控制。但是，==血糖值是可以通过正确的饮食知识自己控制的。==

面对这样可以自己控制的血糖值，我们是保持自己的无知状态放任不管呢？还是增加知识，积极自我控制管理呢？您的态度和选择不同，健康状况也会随之不同。

图 4-2 展示了一部分数据，该数据是使用"瞬感扫描式葡萄糖监测仪"（图 4-1）监测得知的实际血糖值。

看了这些数据，您就会明白，在一天当中，血糖值是有着较大波动变化的。

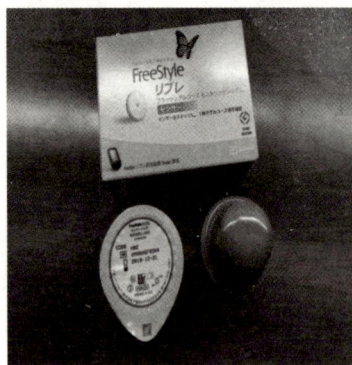

图 4-1　瞬感扫描式葡萄糖监测仪

配带瞬感扫描式葡萄糖监测仪后的状态

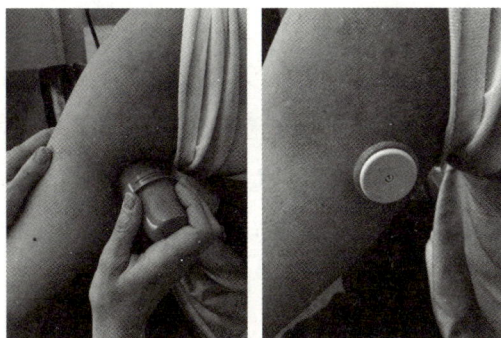

使用瞬感扫描式葡萄糖监测仪记录血糖值日志举例

记录日志
2019 年 3 月 29 日 ~ 2019 年 3 月 31 日

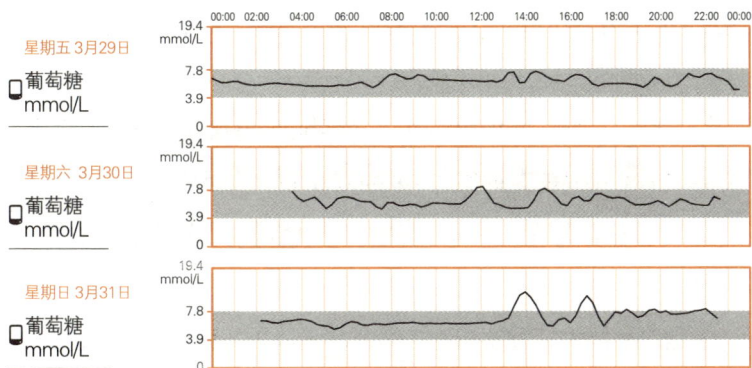

星期五 3月29日

葡萄糖
mmol/L

星期六 3月30日

葡萄糖
mmol/L

星期日 3月31日

葡萄糖
mmol/L

※有关瞬感扫描仪的咨询,请联系您当地的医疗机构。

出处: 在AGE 牧田专科医院进行检测的受试者N（40 岁,男性）的实证数据。

图 4-2　安在手臂上即可测定血糖值

"餐后血糖值"真的很重要

健康体检时只检测"空腹血糖值"

第一次体验血糖值自我观测的人都会非常吃惊："血糖值的波动这么剧烈啊！"血糖值竟然在身体里呈现出急剧上升的危险状态，而自己却毫无察觉地生活着。他们对此都非常震惊。

一般情况下，在公司组织的体检中，所检测的都是"空腹血糖值"，所以数值都较低。因此，就误以为那就是自己的血糖值。但是，重要的是"餐后到底上升了多少"。不了解这一点是不行的。

健康人一般空腹时的血糖值在 4.4～5mmol/L 之间，餐后90 分钟上升到 6.7mmol/L 左右。也就是说，如果总是控制在4.4～6.7mmol/L 之间的话最为理想，没有任何问题。

实际上，在诊断糖尿病时，"空腹血糖值在 6.1mmol/L 以下，并且餐后 2 小时的血糖值在 7.8mmol/L 以下"才能诊断为正常。

健康者进食后 60～90 分钟的血糖值最高。糖尿病患者因人而异，一般进食 90～150 分钟后为最高值。

这个最高值，健康者为 7.8mmol/L 以下，糖尿病患者控制在11.1mmol/L 以下，这一点非常重要。但是，观察实际监测的数据就不难明白，健康者也有很多时候超过了 11.1mmol/L。这就已经成了典型的"糖尿病预备军"。

这个数字会因饮食的内容而随时变化。如果不注意，在您的身上也很有可能发生同样的事情。

只要减少碳水化合物的摄取，血糖值自然就会正常

平衡膳食会发胖！？

与日本厚生劳动省相同，日本糖尿病学会也推荐"三大营养素均衡摄取"，而且推荐比例为"碳水化合物 6：脂质 2.5：蛋白质 1.5"。

但是，如果按照这个指标的话，明显会陷入糖类摄取过剩的状况。我认为，正是因长期持续存在这样的指导方针，才造成了当今糖尿病及生活习惯病的不断蔓延。不仅是糖尿病患者，几乎所有现代人，都应该减少碳水化合物的摄取。即使仅有这样的意识，久而久之，自然也会逐渐形成"真正平衡的、良好的"膳食结构。

不过，每个人所处的状况不同，所要减少碳水化合物的量也有所不同。是否肥胖，是否患有糖尿病等，也是须考虑的重要因素。

因此，我推出分别针对 3 种类型的对策，请看下面的详细介绍。

> **类型 1**　偏胖的人（BMI 25 以上，60 岁以上则为 BMI 30 以上）。
>
> **类型 2**　糖尿病患者，或是"糖尿病预备军"。
>
> **类型 3**　既不肥胖也没有糖尿病，而希望健康长寿的人。

　　读者中人数最多的应该是"类型 1"。这一类型的人根据年龄不同，对策也有所不同，须按照年龄加以调整。大家可以熟读符合自己的那一部分，并付诸实践。

　　BMI 是通过身高和体重来判断肥胖程度的指标。通过"体重（kg）÷ 身高（m）÷ 身高（m）"这一算式求得。

类型 1　**偏胖的人**（BMI 25 以上，60 岁以上则为 BMI 30 以上）
"晚上"不吃碳水化合物

　　日本人把 BMI 25 以上的人定为肥胖。不过我认为，超过 60 岁以后，肥胖的标准应该按照美国标准，即 BMI 30 以上。

　　我本人也是如此，过了 60 岁以后，好吃胜于好色。吃，成了我生活中最大的乐趣。而且基础代谢功能日渐衰弱，越来越难以瘦下来。本来就是"退休、返聘"之类压力堆积的年纪，所以适当放松也是可以的吧！

　　相反，还不满 60 岁的人，BMI 如果超过 30 以上就难办了。

　　不管怎么说，肥胖者如果放任自流，那么所有疾病的患病风险都会升高。所以有必要瘦下来。

要想瘦下来，每天糖类的摄取量必须控制在 100 克以下。50岁以后基础代谢逐渐减弱，最好努力控制在 60 克以下。

而且，60 克糖须分 3 餐摄取，就是每顿饭摄取 20 克，量非常少。因此，晚饭几乎不能吃碳水化合物，要把相应的摄取量转到早晨和中午。具体可以按照"早晨 4 : 中午 5 : 晚上 1"的比例。

有一个现实的问题，那就是几乎所有的食物中都含有或多或少的碳水化合物。所以，请大家按照"晚上完全不吃碳水化合物"的标准来控制。

以上是基本标准，根据年龄不同，须注意的事项也不同。下面请看详细注意事项。

【对不同年龄段偏胖人群的饮食建议】

▶ 20 岁以下

20 岁以下的人新陈代谢非常活跃，而且需要较多的能量，所以即使不做严格的糖类限制，只要稍微减少一点碳水化合物的摄入，就可以马上瘦下来。

在膳食结构中尽量避免"只有碳水化合物"的配餐，如饭团、面包片、素面、蒸笼荞麦面等，要增加菜品，并尽量和脂质、蛋白质一起食用。

如果可能的话，尽量不吃白米饭、白面包，请换成糙米或全谷物面包。

再加上餐后 20 分钟左右的轻度运动就更完美了。

须注意的是，清凉饮料、罐装咖啡、功能饮料等一定不要喝！从饮料中摄取糖类没有一点好处。

▶ 30 多岁

无论男女，这个年龄都是开始变胖的时期。为了健康，您必须认真考虑控制体重。特别是 <mark>35 岁以上的人基础代谢开始减弱，越来越不容易瘦下来</mark>，所以要特别注意。

如果你有在便利店购买清凉饮料、罐装咖啡、小吃点心等的习惯，请马上改掉。

<mark>请您对食品中所含糖类保持充分的敏感性</mark>。在减少碳水化合物摄取的同时，把白米、白面包换成糙米、全谷物面包。另外，在调味汁、沙司中也含有糖类，这也是需要留意的。吃烤鸡肉串、烤肉时，尽量选用盐，而不是调味汁。这些细节也希望您能充分留意。

这个年龄正是在职场上驰骋之时，工作接待、会餐等机会也会很多。宴会餐最后都会上主食，充满碳水化合物，所以请尽量别吃。不过，这个年纪应该是特别喜欢吃拉面、荞麦面吧，吃完后做 20 分钟左右的轻度运动就可以抵消了（这样不会胖），所以喜欢吃面条的人可以将其安排在午餐，且餐后要散步。不仅是散步，还可以做深蹲、体操等。

另外，有意识地多吃新鲜蔬菜（尽量是无农药的有机蔬菜），<mark>每天至少吃 1 次蔬菜</mark>。30 多岁，也是养成良好饮食习惯的决定性时期。请在这个关键时期，让您的味觉感官记住蔬菜的美味。

▶ 40 多岁

此时与 30 多岁时相比，肥胖程度更大，糖尿病也在增加，有人早早地就患上了心肌梗死。<mark>BMI 超过 25 的人，请务必减少摄取碳水化合物</mark>。碳水化合物具有成瘾性，要摆脱这种上瘾状态，如果可能的话，请尽量每天控制在 60 克以下。

因为基础代谢日益减退，所以即使非常努力，也不会像年轻人那样可以马上瘦下来，这个时期也许体重已经很难下降。此时，坚持不放弃是非常重要的。40 多岁的时候，如果能把体重控制在理想的状态，不以肥胖的状态进入 50 岁的话，那么您的健康程度会大大不同。这个时期正是需要努力的时期。

中午饭尽量不在外面吃，如果能自己带有充足蔬菜的便当那就更好了。

女性也一样，大约 40 多岁身体开始中年化。如果处于工作状态，就会积蓄更多的精神压力。为了您自己，也该准备一份对身体健康有益处的便当。

可以适当饮酒，但是，<mark>对于糖类较多的啤酒请控制在 1 杯，并且最好换成葡萄酒</mark>。清凉饮料、罐装咖啡等可以说是糖类的大聚合，这些液体是不可以喝的。"最近有些疲劳，喝点营养饮料吧。"这样的做法是会适得其反的。请您千万牢记！

在这个年龄段，因为工作应酬，在外面吃饭的机会很多。聚餐以后，最好不要马上坐出租车，建议走上 10～20 分钟，或者坐电车回家。

▶ 50 多岁

通过观察我的患者和同事发现，这个年龄段的人担心的不是健康，而是金钱。因为孩子还需要花钱，自己又离退休不远了。所以，很多人注意节俭，在吃的东西上不舍得花钱。

如果想尽量不花钱又能满足饱腹感的话，往往会增加碳水化合物的摄取。但是 50 岁的时候仍然吃这么多碳水化合物的话，体重会不断增加，生活习惯病的患病风险也会明显增大。

如果得了大病，不但不能延迟退休继续赚钱，还要花医疗费。其实，50 岁的人应该把自己的健康放在第一位。

为了减少碳水化合物摄入，应更多摄取优质蛋白，可以选择豆腐、纳豆、鸡蛋等既便宜又好的食材。也要尽最大努力多吃蔬菜。

但是，"为了健康"请尽量不要喝含糖的蔬菜汁。在那样的东西上花钱是最不值的。

在这个年龄段，女性的基础代谢降低，肥胖的风险增大。在肚子、臀部等部位会堆积令人讨厌的脂肪，体形堪忧。周末或下班后，可以练练瑜伽、健美操等。

糖类的过量摄取不仅会造成肥胖，还会造成皮肤长小脓疱、皱纹、色斑等。为了美容和健康这两大重要的人生财产，请您务必改变认知。

▶ 60 多岁

很多人在 60 岁的时候迎来退休，许多夫妇的生活模式也会发生巨大变化。

男性退休后离开公司，社交圈变窄，着装上也变得不修边幅。而且男性激素（睾酮）降低，情绪也比较容易低落，有必要在工作以外培养兴趣和寻找生活意义。

对于女性来说，这样的丈夫回归家庭，会让她们感到非常烦躁。

也许在这个时期，双方都会更加焦虑。不过，这个时期也是阿尔兹海默病等痴呆症开始出现的年纪，所以特别需要夫妻之间能互相关照。

另外，这个年龄段也是癌症、心肌梗死等重大疾病风险增高的时期，有些人可以侥幸逃过一劫。不过非常遗憾，也有的人就此殒命。

如此看来，我认为，60 岁以后，比起注重饮食，好好体检更为重要。

60 多岁的人基础代谢大大降低，减肥会非常困难。相反，饮食又成为这个年龄段人的最大乐趣。因此，在这个年纪就不要过分苛刻自己了，在尽情享受美食的同时，努力在早期发现自身的病症吧。

当然，这并不意味着在饮食方面放任自流。比如在想吃甜点心的时候，不要在便利店买便宜的甜点，还是去传统老店吃一个地道的大福（一种日本点心）吧，这种少而精的讲究是十分重要的。在点心当中也有很多添加剂，请务必确认食品的成分表后谨慎选择。

▶ 70 多岁

在过去，70 多岁的人，该被称作"老人"了吧！但是当今已是百岁人生的时代，70 多岁正是尽情享受人生的年纪。不过，70 多岁的男女两方确实形成了鲜明对比。

此时期的男性，有很多会陷入迟发性性腺功能减退症（LOH）。所谓 LOH，是指睾酮低下而引起的男性更年期障碍，最近备受瞩目。

患上该病以后，即使是精力充沛工作到 60 多岁的人，在离开工作岗位后，也会变得足不出户，无精打采。同时注意力大大降低，兴趣爱好无法持续，由于勃起功能障碍也会失去作为男人的自信。

LOH 患者人数较多，可以说是一种很值得关注的疾病。目前通过血液检查激素值的低下程度，就可以非常容易判断是否患有此病。所以，如果男性感到最近自己做事提不起精神时，可以尝试做一下血液检查，如果有必要也可以接受 LOH 的治疗。

另一方面，女性从 60 多岁开始变得精神饱满。在 60 岁之前，她们会被很多事情所困扰。比如，丈夫退休后的工作着落、照顾孙子等问题。而到了 60 岁以后，变得完全自由了。在现实中，我的患者中也有不少是 70 多岁的女性，她们都说"现在最幸福"。

总而言之，70 多岁正是给奋斗一生的自己奖赏的年纪。与其控制饮食，不如注重健康体检。如果检查出哪里不好，就应积极治疗，然后尽情享受快乐人生。另外，除了基本的健康体检，最好还要检查一下大脑的海马是否萎缩（参照 229 页）。

不过，希望您不要放弃已经掌握的健康饮食方法。而且，未来的人生还有三十多年，所以还是很有必要控制血糖，以保持血管的良好状态。这个年龄段胃肠功能也开始减弱，所以千万不要放任自己，在深夜暴饮暴食。

另外，要减少盐分的摄取。70 多岁因高血压造成的脑卒中而殒命或留下严重后遗症的人增多。从预防角度来说，也建议做好脑部 MRI 检查（参照 225 页）。

再有，在这个年龄段，骨骼变得脆弱，很容易骨折，相应地就会增加卧床不起的风险。所以很有必要坚持运动，以保证肌肉的力量，特别要锻炼腰腿肌肉。为防止骨质疏松，要多吃小杂鱼干。

▶ 80 多岁

虽然说现在是百岁人生的时代，但是活到 80 岁仍然能保持健康，还是非常了不起的事情。请您保持现有的状态，持续到百岁人生。

当然，人到了 80 多岁，不像年轻时那么能吃，所以不必过分限制饮食。相反，吃喜欢吃的东西，保证营养摄取更为重要。

对这个年龄段的人来说，最需要警惕的，与其说是癌症、心肌梗死，不如说是阿尔兹海默病等痴呆症。和 70 多岁的人一样，要注意检查大脑海马萎缩的情况。（参照 229 页）

另外，请积极补充水分。水分不足，就会造成血液黏稠，大脑血管就容易堵塞，还容易造成便秘。最好的饮料就是水。

尽量活动身体。人年纪大了以后，腰腿的力量都有所减弱，特别容易绊倒、摔倒。可以说，摔倒后造成骨折会成为通往卧床不起的"捷径"。

80 岁以后，便进入了被称为"肌肉减少症（sarcopenia）"的状态，肌肉量减少，身体功能大大降低。同时行动能力、认知能力、平衡感都降低，出现"老年衰弱"状况。

可以循序渐进地每天坚持做一些屈蹲等锻炼肌肉的练习。通过锻炼肌肉，肌肉中会分泌一种称为鸢尾素的激素，可以预防阿尔兹海默病[87]。

严格限制糖类摄取，控制血糖值

　　糖尿病患者或是"糖尿病预备军"请务必抱有这样的意识："为了管理血糖值而限制摄入糖类。"对于此类人群，限制糖类的摄入，其目的不是为了减肥，而是为了管理血糖值，并控制并发症（特别是肾病和视网膜病变），这一点非常重要。

　　为此，有必要使用瞬感扫描式葡萄糖监测仪等血糖仪来监测血糖。并将餐后血糖控制在 11.1mmol/L 以下。

　　控制血糖值，改善 HbA1c 值，指的是将餐后血糖值（用餐后 1～1.5 小时后）控制在 11.1mmol/L 以下。早上的空腹血糖和血糖控制完全无关，所以请餐后检测。

　　一个月按 30 天计算，在此期间会进餐 90 次。从我的患者数据分析来看，在这 90 次的餐后血糖值监测中，如果血糖值超过 11.1mmol/L 的次数在 15 次以下时，大概 HbA1c 值会降到 6.9% 以下。

　　如果数值高于 6.9%，那么就须检查一下吃了什么（糖类）使得餐后血糖上升。并以餐后血糖值达到 11.1mmol/L 以下为目标而努力。

　　特别是 HbA1c 值达到 8.3% 以上的人，即使有必要也无法进行手术，所以只能尽最大限度控制碳水化合物的摄入，每天的糖类摄取量应控制在 100 克以下。

　　如果吃了大米饭或拉面的话，请马上快步走 10～20 分钟，或者做体操、屈蹲等运动。

晚餐最好完全不吃碳水化合物。如果吃的话，就会在高血糖的状态下入眠，这个状态还会持续到早上。高血糖的状态长期持续，就会升高 HbA1c 值。

请记住碳水化合物要安排在早餐或午餐吃，并且餐后要运动 10 ~ 20 分钟。

如果您年龄是 75 岁以上的话，HbA1c 值控制在 8.0% 以下就可以了。

而年轻人则须努力进行严格的糖类限制，控制血糖值。因为越是年轻，未来的时间越长。必须保护自己，远离肾病和眼病等并发症。

另外，有糖尿病的人严禁吃蛋白粉。

特别是年轻患者，一心想"打造战胜糖尿病的健康体魄"，喜欢去健身房锻炼。如果锻炼时吃蛋白粉的话，就会加速糖尿病肾病的恶化。

推荐您吃蛋白粉的教练并无恶意，只是他没有相关的知识，所以您可以明确拒绝。

此类人群在严格管理血糖值的基础上，请定期做好第 5 章中提及的检查。患糖尿病后，会提高患癌症、心肌梗死、脑卒中、阿尔兹海默病等的风险，这一点切勿忘记。

不过，也没有必要过分恐惧。随着医学的进步，这些生活习惯病在当今时代只要早期着手就可以得到治疗。而且，降 HbA1c 值的药物，以及治疗糖尿病性肾病的药也已问世。

关于这些最新信息，也将在第 5 章中详细介绍。

类型 3 既不肥胖也没有糖尿病，而希望健康长寿的人

注意饮食的品质，改吃全谷物

此类人没有必要特意限制糖类的摄入。

过分消瘦的人应该停止糖类控制，相反，应加大糖类的摄入，进行增肥。如果过于消瘦的话体力就会下降，进而导致贫血、白细胞降低，致使免疫力下降，更容易感冒。

另外，甲状腺激素会降低而更怕冷，胆固醇值也会升高。因此，请尽快恢复标准体重。如果是"想增加体重"的时候，增加蛋白质和脂肪的摄取也不会胖起来，要多吃碳水化合物。

不过，不要选择白米饭、白面包，应尽量选择富含维生素和矿物质的糙米和全麦面包等，注重平时饮食的"品质"。

由于在日常生活中的健康意识很高，其结果既没有出现肥胖也不会患糖尿病。如果是这样的话，您现在的饮食生活已经达到了非常理想的状态。

相反，如果您并没有健康意识和良好习惯，只是"运气好"无缘肥胖和糖尿病的话，那么请从今天开始提高饮食的质量。否则，10 年后将会怎样尚未可知。

比如，有意识地积极吃无农药的蔬菜、特级初榨橄榄油、大豆制品、青背鱼、鸡肉等这些本书中介绍的"好食材"。绝对不要吃快餐食品、便利店的小食品等。

另外，为了抑制老化，能健康长寿，请尽量避免富含 AGE 的饮食。AGE 在高温加热食材时会增加，所以尽量少吃油炸食品。

即使您在公司、市区村镇组织的健康体检中没有查出异常，但只要过了 60 岁，我也建议您接受第 5 章中介绍的各种检查。

无论在饮食方面如何注意，"绝对不得病"是不可能的。希望您不要因为"自己没问题"这样毫无根据的自以为是，将自己日常的努力化为泡影。如果有可能的话，请从 50 岁开始认真接受各种健康检查。

饮食术 38　"引起后患的食物"干脆别吃
炸薯条是绝对要避免的"恶魔食品"

在快餐店吃汉堡包时，很多人喜欢同时点炸薯条。

但是，炸薯条时绝大部分都会使用反式脂肪酸（已被证实会提高患心血管疾病风险的人工合成油）。

土豆本身就是糖类大聚合，再用危险的油炸，还撒上食盐一起吃……这样的食品对您的健康不可能有任何好处。

实际上，炸薯条会让您的血糖值急速上升，而且丙烯酰胺这种致癌物含量过高，可以说是不吃为佳的代表性食物。

在快餐食品的发祥地——美国，餐厅的主菜盘中，也常常配有大量的炸薯条，看来他们非常喜欢。

但是，在 2017 年的《美国临床营养杂志》上刊登了这样的研究成果：每周吃 2 ～ 3 次炸薯条的人，其死亡率高于吃非油炸土豆的人。这一结果令许多美国人十分震惊[88]。

另一方面，美国农业部建议："一人份的炸薯条以 12～15 根为佳。"

对此，哈佛大学公共卫生学院埃里克·里姆（Eric Rimm）教授将炸薯条称作"淀粉炸弹"，提出"作为配菜推荐沙拉和 6 根炸薯条"。

我看到这个数字后，实在是忍俊不禁："他们实在是太想吃了！"

炸薯条和点心一样，都是"引起后患"的食物。无论是 6 根，还是 12 根，人们都很难做到在达到这个数字后就停下来。这样的话，不如一开始就不吃更好。

在快餐店和便利店里，这样会引起后患的食物还有很多。大家还是提高警惕吧！

饮食术 39　细嚼慢咽稳血糖
独自一人进餐速度快，血糖值就会骤然上升

我喜欢和夫人一起去意大利、法国、西班牙等欧洲各国旅游。因为没有太长的假期，所以总是一次只去一座城市。在那座城市逗留期间，了解当地的食材和饮食习惯，对我的写作很有帮助。

我和妻子相对比较能吃，但是都不胖。大概是因为按照欧洲诸国的习惯，每次用餐时间都比较长。

即便饮食内容相同，如果花时间慢慢吃，血糖值上升的速度就会很和缓。关于这一点，我自己也通过佩戴瞬感扫描式葡萄糖监测仪进行了测量，它是确切无误的。

而且，52 岁的女性美容主编也通过佩戴瞬感扫描式葡萄糖监测仪，测定了各种食材的各种饮食方法导致的血糖值变化，其结果与我的测量结果一致。

她和朋友在意大利餐馆点套餐吃。从 19:30 开始用餐，当时的血糖值是 5.3mmol/L。她们一边喝着香槟、白葡萄酒、红葡萄酒，先后吃了蔬菜、意大利面、鱼、餐后甜点。感觉吃得很饱，一边聊天，一边慢慢吃。可能正是因为这样，血糖值一直保持在 5.6 mmol/L 左右。

回家后，深夜 12 点时降至 4.9mmol/L，她不禁大叫："意大利菜万岁！"

与此相反，如果吃得非常快，血糖值就会急剧上升。因此，喜欢快餐的美国人更容易胖。

为了养成健康而长寿的习惯，请您在用餐的时候，比现在多花些时间。原来午餐 20 分钟就结束战斗的人可延长至 30 分钟，原来花 30 分钟吃饭的人可延长至 40 分钟，应像这样有意识地延长用餐时间。

还有，请增加咀嚼的次数，每一口都好好地品尝玩味。

如果一个人用餐的话，会情不自禁地加快速度。所以尽量和别人一边聊天一边吃饭，边聊边吃对控制血糖效果更好。

关于职场人士的用餐时间，以前有一种野蛮说法："吃饭快也是一种技能。"但是，连自己的健康都保证不了的人，怎么能做好工作呢？请慢慢享用您的一日三餐吧！

饮食术 *40*　高温加热要避免

高温加热食品会使其加速老化，醋腌食品会使老化减半

　　下面我解释一下什么是"AGE（Advanced Glycation End-products，晚期糖基化终末产物）"，我本人曾沉浸于有关它的研究之中。

　　AGE 是因血液中的葡萄糖过多（血糖值高）而生成的有害物质，在体内含量过多时，就会引起炎症，使人体组织遭到破坏。

　　它的危害并不局限于糖尿病并发症，还涉及全身血管、骨骼、肌肉、胶原蛋白，不仅是各种疾病的元凶，还是造成色斑、皱纹的原因，会让人看上去苍老。

　　AGE 还会使糖尿病患者的并发症越发严重，它还是导致患者做人工透析的、患上最可怕的肾病之最大元凶。

　　如上所述，AGE 越多，全身的老化进程越快。

　　图 4-3 是美国约翰斯·霍普金斯大学科研团队的调查结果，他们对居住在巴尔的摩市 559 位 65 岁以上的女性进行了历时四年半的调查[89]。

　　如图所示，血液中的 AGE 值为 0.69 μg/mL 以上者为偏高小组，该组的死亡率呈上升趋势（图中显示为"下降曲线"）。该组人员中，四年半期间，有 123 人死亡，占总体的 22%。其中患心血管疾病的有 54 人。

据美国的约翰斯 · 霍普金斯大学进行的跟踪调查结果
以 559 位 65 岁以上女性为调查对象，历时四年半

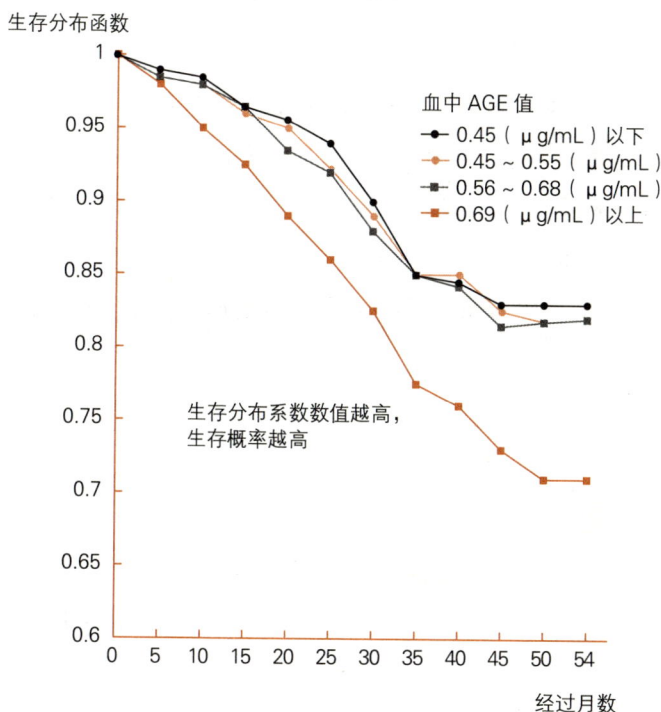

生存分布函数

血中 AGE 值
- 0.45（μg/mL）以下
- 0.45～0.55（μg/mL）
- 0.56～0.68（μg/mL）
- 0.69（μg/mL）以上

生存分布系数数值越高，
生存概率越高

经过月数

出处：据 Aging Clin Exp Res 2009;21,182-190 制成。

图 4-3　拒绝高温加热食品

另一项研究对居住在意大利托斯卡纳地区 65 岁以上的男女共 1013 人进行了 6 年的观察研究。结果也表明，血液中的 AGE 值升高，则死亡率上升[*90]。

AGE 不仅可在体内生成，食物中也同样含有。

而且，有研究指出[*91]：血液中的 AGE 值与此人食用食品中所含的 AGE 值成正比，如果减少食品中的 AGE，血液中的 AGE 值也会相应下降[*92]。

也就是说，避免吃 AGE 值高的食品非常重要。

AGE 是通过加热食品而增加的。而且温度越高，增加越多。所以，应尽量吃生的鱼类刺身。对于不能生吃的肉类，加工方法请按照"油炸不如水煮"的原则来选择。

另外，研究表明：事先用醋腌泡之后再烹调，AGE 含量会减少一半。所以我非常推荐在做肉和鱼的时候，先用腌泡汁浸一下。

饮食术 41　意面最好吃"凉面"
碳水化合物冷却后，抗性淀粉会增加

最近，在杂志上，可以看到"抗性淀粉（resistant starch）"的字样。抗性淀粉又称"难消化淀粉"。

基本上碳水化合物在消化吸收的过程中都会被分解为葡萄糖，而未被分解时若干个葡萄糖聚在一起的状态被称为"淀粉"。

如果这些淀粉保持原样，不被分解为一个一个单独的葡萄糖而直接到达结肠的就是抗性淀粉。

也就是说，由于它很难以葡萄糖的形式在小肠被吸收，所以血糖值很难上升，也就不容易发胖。

抗性淀粉大多富含于糙米、全麦面包等全谷物（whole grains）当中。虽说如此，也只不过达到"含有抗性淀粉"的程度，并不是说全谷物都是由抗性淀粉构成的。

另外，碳水化合物通过"冷却"，可以增加抗性淀粉。所以无论是白米、糙米，还是意大利面，加热后，就会变得比较黏。在冷却的过程中，一部分淀粉再结晶，形成不易被消化的构造。

因此，同样量的大米饭，吃冷却的大米饭团比吃热腾腾刚出锅的大米饭更好。如果是吃意大利面的话，最好选择意大利凉面，对于荞麦面、乌冬面，也是选择凉吃对身体更有利。

但是，这些影响都非常小，冷却的碳水化合物也并非全部变成了抗性淀粉。不过如果想吃碳水化合物的话，记住这个小窍门比较好。

饮食术 42　米饭配海藻，补"镁"更健康
贝类、海藻、菌类等具有预防糖尿病的功效

三大营养素再加上维生素和矿物质，通常被称为五大营养素。在矿物质中，最近备受瞩目的是镁。

自 1961 年起在福冈县久山町持续进行了世界规模的流行病学调查，研究表明，随着每天对镁的摄取量增加，**2 型糖尿病的发病率在下降**[*93]。

该研究针对 40～79 岁约 2000 名非糖尿病患者，进行了长达 21 年的追踪调查。将每天镁摄取量不足 148.5 毫克的小组的发病率作为基准进行比较，发现镁摄取量在 148.5～171.5 毫克的小组糖尿病发病率减少了 16%，而 171.5～195.5 毫克的小组减少了 33%，195.5 毫克以上的小组减少达 37% 之多。

而且，**越是接近"糖尿病预备军"的人群，呈现出的效果越明显**。

另外，2017 年，《糖尿病护理》杂志发表了塔夫茨大学（Tufts University）的学术研究论文，该论文也表明多摄取镁可以使 2 型糖尿病的发病率降低 15%[*94]。

特别是针对吃白米饭的人群，其效果更为突出。建议喜欢米饭的人尽量多吃含镁食品（表 4-1）。

在本书的第 3 章中也曾谈及，**贝类、海藻中富含镁。另外，颜色较深的蔬菜、豆类、鸡蛋、菌类中也富含镁**。

米饭的配菜中多使用这样的食材会比较好吧！

表 4-1　身边富含镁的食品

蔬菜类		大豆制品		海藻类（干燥）	
紫苏叶	71	油炸豆腐	130	石莼	3200
菠菜	69	纳豆	100	裙带菜	1300
牛蒡	54	素什锦豆腐泡	98	鹿尾菜	620

鱼贝类		鱼类		果实、种子类	
鱿鱼干	170	煮鱼干	230	芝麻	360
蚬子	100	沙丁鱼	100	扁桃仁	270
鲑鱼子	95	金目鲷	73	花生	200

注：可食用部分每 100 克中含量（毫克），海藻类为干燥制品。

饮食术 43　少食多餐益健康，省去一顿贵体伤
不吃早饭会加速衰老和糖尿病

2014 年，日本进行了一次面向健康人士的实验，具体方法是将测试对象吃早餐和不吃早餐时的平均血糖值进行了比较。实验使用了"24 小时血糖监测仪"，测试研究对象的平均血糖值[95]。

结果显示：吃早饭时的平均血糖值是 4.6mmol/L，不吃早饭则上升至 4.9mmol/L。平均血糖值变高，这就意味着已经接近糖尿病，而且全身的老化也在推进。

另外，2017 年德国以 17 位健康人士为对象进行了不吃早餐对身体有怎样影响的研究，结果表明[96]：

① 中午和晚上的血糖值上升，胰岛素值上升。
② 中午的血糖值大幅上升（达 46%）。
③ 1 天的平均血糖值上升。
④ 身体的炎症、动脉硬化有所发展。

这些结果显示，不吃早饭容易发胖，容易患糖尿病，动脉硬化会进一步发展，人会加速衰老。

另外，2015 年在以色列也有同样的研究报告[*97]。

血糖值尽量处于安定状态是最理想的。但是，如果省去一顿饭的话，空腹会造成相当于低血糖的状态。之后再使劲吃上一顿，这时血糖值就会急剧上升。

也就是说，会引起餐后的高血糖。

如果一天吃同等量餐食的话，分多次食用会使血糖值稳定。

饮食术 44　"紧张"导致血糖升
不仅是饮食，精神压力的缓解也非常重要

血糖值往往会因精神压力而上升。

在我的患者中有一位律师，他有一次因为要准备开庭所以没吃早饭，但是午餐前测血糖值的时候，虽然早餐午餐都没吃，血糖值竟然升至 9.4mmol/L。

按道理来说，他应该陷入低血糖状态，但是血糖值竟然上升到如此之高，这是由于在法庭上的紧张感造成了精神压力，进而造成肾上腺皮质激素和肾上腺素分泌而引起的。

无论你多么在意饮食，如果精神压力过大，血糖值仍然会处于较高的状态。也许这一点对职场人士来说非常难以控制，但缓解精神压力非常重要。

还有，洗热水澡也会使血糖值上升。总而言之，最好避免让心脏怦怦跳的强烈刺激。

第 5 章

活到 100 岁的方法

与最新医疗智慧相处

从控制血糖值开始，成就健康体魄

无论多么注意饮食，

没有绝对不让人生病的饮食术。

为了长寿，您需要了解，

何谓能够早期发现病症的"正确体检"？

"饮食 × 检查"是活到百岁的技术

如果能早期发现，"癌症""心肌梗死""脑卒中"几乎均可预防

饮食与健康有着直接的关系，这一点毫无疑问。因此，如果掌握了源于医学视角的正确饮食方法，您就具备了健康活到百岁的一半条件。

剩下的一半，就是好好接受健康检查，并根据具体需要实施适当的治疗。因为绝对没有让人完全不生病的饮食术。

但是，在饮食方面非常注意的人，也有在健康体检这方面漏洞百出的。有些人具有很高的健康意识，在饮食方面不惜花费时间和金钱，这非常难得。我们不能让这样的努力付之东流。为此，还要做另一方面的努力。

如果可以做到这一点，我相信 90% 以上的人都可以安享晚年到百岁。

在日本排在第 1 位的死因是癌症。之后是心肌梗死、肺炎。过去脑卒中曾经占据首位，虽然发病率依然很高，但现在已降至第 4 位（参照 225 页）。

但是，现在的医疗条件已经有了突飞猛进的变化，几乎所有的病症，如果早期发现都能够治愈。在当今这个时代，像以前那样的"不得不放弃的病症"几乎不存在。

虽说如此，那也要在可以治疗的阶段发现病症。这是一个非

常重大的分水岭，不容混淆。

　　具体而言，就是要好好地花心思，防止因"癌症""心肌梗死""脑卒中"丢了性命，或者被后遗症折磨得苦不堪言。再有，不要变成老糊涂也是很重要的。应该在早期发现"痴呆症"的征兆，尽早阻止病情恶化。

　　凭借现在的医学，这些都是有可能的。

　　因此，请大家每年都不要漏掉以下几种检查。

① 胸部和腹部的 CT 检查

　　通过 CT 检查分层摄影，可以早期发现很多具有代表性的癌症。如甲状腺癌、肺癌、肝癌、胰腺癌、胆囊癌、肾癌、膀胱癌、卵巢癌等。而且还可以查明是否有心肌梗死的风险。也就是说，只要做好 CT 检查，及时预防，几乎不会因为除消化道（食管、胃、结肠）以外的癌症和心肌梗死而丢掉性命。

② 胃和结肠的内镜检查

　　对于消化道的癌症可以通过直接观察黏膜的状态早期发现。食管癌、胃癌、十二指肠癌、结肠癌等，早期发现时可以在检查的同时切除病灶。如果有人对结肠镜检查很抵触，也可以接受最近推出的十分简单的结肠 CT 检查。

③ 脑部的 MRI 检查

　　如果发现了脑血管动脉瘤，可以通过埋入弹簧圈来防止破裂

（出血）。有些人在没有自觉症状的情况下，通过检查发现有极小的梗死灶，其中也潜伏有将来引起重症脑梗死的风险。不过，通过使用抑制血栓的药物，就可以预防病症发生，还可早期发现脑瘤。通过检查海马的萎缩程度，还可以早期发现痴呆症，并能加以预防（229页）。

饮食术 45　综合体检难发现，精准加项才可见

只依赖 X 光检查、钡餐、超声波检查，很悬啊

研究已表明，糖尿病患者容易患癌症、心肌梗死、脑卒中、阿尔兹海默病等种种疾病。所以我的诊所为患者介绍医疗机构时，建议他们接受前面提及的各项检查。

糖尿病正在逐渐成为可治疾病。应让患者努力控制血糖值，绝不能让他们因为其他病症而失去生命。

我的患者中，有些人常说："我每年都在接受短期综合体检（Ningen Dock），没问题！"可是，我仔细确认检查内容后，发现完全不能放心。实际上，盲目地认为"我每年都在接受短期综合体检，没问题！"这种想法才是最大的问题所在（详情请参照本人所著《健康体检90%是错的》，日文名"人间ドックの9割は間違い"）。

很多人因为癌症、心肌梗死等病症离世，并不是他们不注意健康。其中一半以上的人都坚持认真接受短期综合体检和公司的健康体检等。即使这样，也没能早期发现疾病，实在是非常遗憾。

想想看，还有比这更让人懊悔的事情吗？我们相信它才接受的体检，竟然完全靠不住。所以说，虽然都叫综合体检，但实际上也是良莠不齐的。而且可以说，"莠"远远多于"良"。

也难怪，用那些功能陈旧的机器，进行一些半瓶子醋式的检查，是很难早期发现疾病的。比如，肺部 X 光、胃部的钡餐检查、便潜血（检查大便中是否有血）、腹部超声等。如果您一直接受的综合体检就是这些项目的话，请您认认真真地重新审视，因为"这样下去真的很悬"！

这样的检查虽然也能发现癌症，但是大部分都到了晚期。重要的是在癌症能够进行治疗救助的早期阶段，尽早发现。

我父亲曾经是市体检中心的理事长。但是，由于他只接受了腹部超声等检查，最后因晚期胆囊癌去世了。所以他非常懊悔，觉得当时应该接受腹部 CT 检查。我的一位患者在所谓的短期综合体检中，被告知"大便中没有血，所以不用担心结肠癌"。而在那之后，却查出晚期结肠癌。她非常后悔没有接受我推荐的结肠镜检查，遗憾地去世了。

饮食术 46　长寿最需要"聪明才智"

和遗传、直觉相比，"正确体检"更重要

人类在漫长的历史长河中逐渐延长了寿命。在很多历史时期，人类的平均寿命只有 45 岁左右。而现在即将实现人生百岁，这都是因为拥有了智慧才得以实现的。

研究表明，哺乳动物的寿命，很明显与大脑重量有着密切关系。

为了健康长寿，最重要的是要懂得，与天生的体质相比更重要的是智慧。"我本来就很健康，所以不去医院看什么病也没关系！"这种态度是错误的。

原本"天生的体质"就是靠不住的。关于遗传与寿命的关系，迄今为止，世界上已经有各种研究成果。但是，研究表明，寿命与父母遗传的关系在设想之外的结果少之又少。不能说，父母长寿您就一定长寿。相反，父母短寿您也不必悲观。一切全靠您自己。

也许在您的体内已经有许多小的癌萌发，已经开始成长。但如果从现在开始着手处理还来得及，两年以后也许就为时过晚。但是，您也许毫无察觉，也许毫不在意，就这样稀里糊涂走向最后，难道一点儿不遗憾吗？

靠近快要倒塌的建筑物是危险的，刮台风时外出是危险的，这些事情您都可以马上想得到，可是为什么就想不到"不体检会

很危险"呢？我只能说这种生活方式太缺乏智慧。

我每天给很多患者看病，常常在想：<mark>"比起事业成功，比起家财万贯，最重要的是健康长寿！"</mark>

请您一定要掌握健康长寿的智慧和技能。

饮食术 47　是时候相信医学了
真的"不要和疾病做斗争"吗？这种观念大错特错

前面我已说过多次，最近在日本人中患结肠癌的人数剧增，特别是在女性癌症死亡率中，结肠癌死亡率占据首位。

40 年前我刚刚做医生的时代，这是完全无法想象的。

当时在日本人中患胃癌的人占绝大多数，消化科医生也这样说。

"美国人结肠癌多，但是日本人胃癌多。这是由于体质不同。"

"胃癌的最大原因是胃溃疡。日本人认真，容易造成精神压力大，所以容易患胃溃疡。因此，胃癌也多。"

当时很多医生都相信上述言论。但是，现在我们发现这是一个弥天大谎，和人种完全没有关系，<mark>吃的东西发生变化，疾病也会随之而发生改变</mark>。

今后也会出现同样的状况，即"那个时候说的话是错的啊"。

但是，现在我们已经从"因人种不同而不同"的想法中解放出来了。我想，是时候应该相信正在世界范围内进步的医学了吧。

我本人只是一名糖尿病专科医生，并没有治疗癌症和心脏病的知识和技术。

因此，为了我的患者们，我与许多领域的超一流专业医生保持交流。因为我希望，当我的患者出现某种状况时，他们能接受最好的治疗。

只要接受我的治疗和指导，患者不太可能因为糖尿病而失去生命。这样一来，保护我的患者不受癌症、心肌梗死等可怕疾病的侵袭，就成了我最重要的工作。

现在医学进步了，治疗疑难病症的技术也在大大进步。与此同时，技术的优劣也产生了巨大的差别。在这种情况下，通过构建各个医学领域名医的交流网络，才能救助更多患者的生命。

那么您具体该怎么做呢？

我所建议的 CT 检查、内镜检查，即使不在大城市的市中心也可以做到。不过，大概在很多地方如果您自己不要求，医生是不会给您做的吧。

首先，请拜托您的主治医生或者您家附近的内科医生："我想做这样的检查，请您帮我介绍一下好的医院或诊所。"

如果在您提出这样要求的时候，医生居高临下地为您决定"没那个必要"，或者表现出不高兴的话，那么我认为您的主治医生是不称职的，因为他根本就没有学习新的知识。

如果是不断学习的医生，他们就会知道癌症等病的早期发现、早期治疗是不可缺少的。因此，他们应该充分理解检查和治疗的价值。

您可以选择接受确实能实现早期发现病症的检查，并接受适当的治疗，健康地活到百岁；您也可以选择自己放弃治疗的可能性。那么您应该选择的，当然是前者吧！

千万不要被"接受疾病，不与疾病做斗争"这样的风潮所左右！

这样预防、这样治疗！三大死因①：癌症

案例 1　早期肺癌通过机器人手术根治（男性，59 岁）

每年，我请体检机构寄给我 A 先生的体检报告中，都有一些健康及病症的提示。上次 A 先生被告知右肺部出现了类似磨玻璃样阴影，这个阴影由上次的 7 毫米微增至 10 毫米，出现了癌症的风险。

因此，我为他介绍了被称为肺癌手术第一人的某大学医院知名教授。经过详细检查，发现是早期肺癌。

通常，肺癌手术需要开胸，切断肋骨，大费周章。但是，由于是早期发现，所以就使用叫作"达芬奇"的手术支援机器人进行了手术。

幸亏如此，手术很简单，仅仅在侧腹部开了 6 个孔就将癌肿全部取出，A 先生于一周后出院。能捡回一条命，他非常高兴。

案例 2　内镜检查过程中，当场切除了带有癌细胞的息肉（男性，57 岁）

B 先生在接受胃和大肠内镜检查的过程中，发现位于横结肠处有 5 毫米、乙状结肠处有 8 毫米的息肉。当场就在内镜下对两处进行了切除。

之后，进行病理检查时发现，横结肠息肉为良性，但乙状结

从控制血糖值开始，成就健康体魄

肠息肉中发现有癌细胞。

不过，由于属于尚未向周围组织扩散的早期上皮内癌，并已经在内镜下彻底切除，所以不需再做其他治疗。

案例3　短期综合体检中没能发现的结肠癌（女性，63岁）

由于女性结肠癌患者数剧增，我也向 C 女士强烈推荐了肠镜检查。但是她表示"无论如何都不接受"，所以就没检查。在短期综合体检结果中，便潜血检查并没有发现异常，据说当时主治医生告诉她："大便不带血，所以不用担心结肠癌。"

可是，就在她做短期综合体检的当年，又被告知："这次大便中带血，请接受精密检查。"这回才终于做了肠镜，结果为时已晚，她被告知最多能活半年。

最后一次她来我的诊所做糖尿病检查时，特地对我说："要是大夫您再强硬一点要求我做肠镜就好了。"她的话令我至今难以忘怀。她成为了令我留有遗憾的一位患者。

饮食术 48　男性肺癌、女性结肠癌患者激增
日本人容易患癌之谜

图 5-1 显示的是日本人患各种部位癌症的死亡人数。男性肺癌、女性结肠癌的死亡人数最多。而且，两种患者的

人数均在剧增。看到这个数字，我想大家都不能坦然地说"不喜欢体检"。

各部位癌症死亡人数

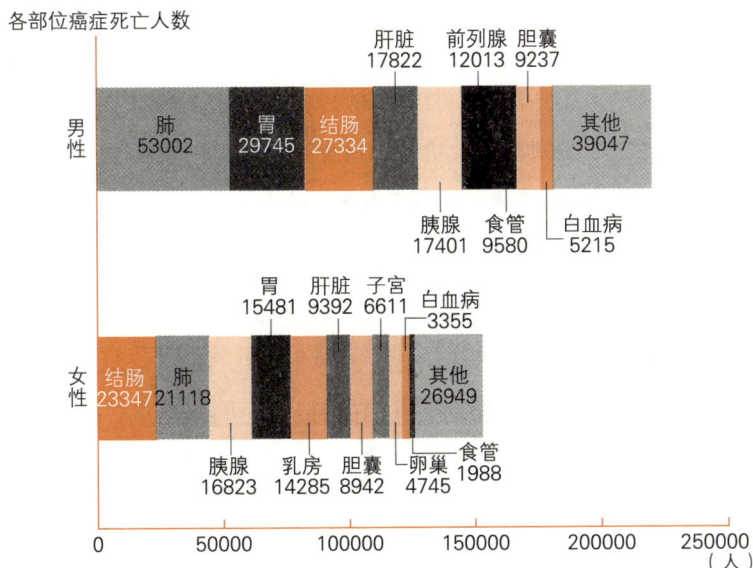

出处：日本厚生劳动省《2017 年人口动态》

图 5-1　男性肺癌、女性结肠癌死亡人数位居首位

无论是过去还是现在，男性都比女性患肺癌的人数多。我认为，这是被动吸烟率高所造成的影响。一起去居酒屋吃饭喝酒时，身边的上司吸烟。这样，即使本人不吸烟，坐在旁边的您也只能忍耐吧！

另一方面，女性结肠癌进入晚期的很多，这主要是因为不愿意去检查。

当然，原因并不是这么单纯。当今空气污染、化学物质、非天然食物泛滥，日本国民中有一半患上了癌症，其中 1/3 因癌症而死亡。也就是说，最多的疾病就是癌症。这已经不是事不关己的事情，反而应该警醒地认为"我也可能会患上"。

但是，虽然发病率很高，如果早期发现、早期治疗的话，还是可以得到救治的。

每年，仅仅在我的患者中，通过接受 CT 检查发现癌症的就有 20 人之多，通过内镜检查发现患有癌症的有 5 ~ 6 人。因为都是早期发现，所以大家都得以幸存。

饮食术 49　　X 光对肺癌早期确诊几乎无意义
无论男女，可怕的肺癌都可以通过 CT 早期发现

据悉，肺癌如果在 10 毫米以下的状态被发现，是可以治愈的。但是，在传统健康体检中进行的肺部 X 光检查，大部分只能发现 20 毫米大小的病灶。而且，只从正面拍一张，画面也不清晰。

而 CT 则不同，这个检查是以毫米为单位分层摄影，最多可以照 100 张。因此，无论多小的癌症病灶，都可以清楚地捕捉到。即使影子太小无法判断，在下一次拍照时，影子如果变大就可以判断为是癌症。在这种情况下，如果是早期发现，就可以接受负担很小的治疗。目前最先进的治疗是用"达芬奇"机器人进行手术。

肺癌不仅对常吸烟的男性很可怕，对不常吸烟的女性来说也是非常可怕的病症。在女性不同部位的癌症死亡排序中，肺癌占第2位。请大家千万不要因为X光检查"无异常"就放宽心，请做个CT检查吧！

饮食术 *50*　便血检查不可信
肠镜检查的同时可以当场切除病灶

在公司、市区村镇组织的健康体检中，检查结肠癌多使用便潜血检查。但是，这个检查完全靠不住。

首先，即使患上结肠癌，大便中也未必混杂血液，根据采便当天的情况不同而不同。而且，即使检查结果呈阳性，大概癌症的病灶已经很大，大多为时已晚。

另外，如果患有痔疮的话，平时在大便中就有出血的情况。所以，有些人还会直接判断"大概是因为痔疮吧"，反而不会再去接受进一步的检查。

发现结肠癌最好的办法就是内镜检查。正如前文"案例2"中B先生那样（205页），如果是早期发现，通过内镜检查，当场就可以直接切除病灶，万事大吉。

而与之相反，不接受内镜检查，就会像"案例3"的C女士那样，最终结果非常令人遗憾。

一般情况下，技术高超的医生都会给患者注射镇静剂，在患者处于睡眠状态时，迅速完成胃和大肠的检查（注射镇静剂后，患者会立即进入舒适的睡眠状态）。检查结束后，当患者被唤醒时，甚至会问"已经结束了吗"，如此舒服无负担。

事实上，如果医生技术不高超，这是无法实现的。如不能顺畅地操作内镜，磨磨蹭蹭；或者若患者从睡眠状态清醒过来身体突然动一下，还有可能造成肠穿孔事故。

另外，镇静剂的使用方法和用量也并不那么简单。

因此，对自己的医术不自信的医生，都希望患者在清醒状态下接受检查。

如果请这样的医生诊治，吃苦头的只能是患者。

特别是结肠的检查非常难，交给技术差的医生是非常危险的。

在实际生活中就有这样的患者，因为内镜操作不顺畅，造成腹部疼痛，就在患者直呼"疼啊""难受啊"的时候已经造成了肠穿孔，最后只能紧急手术，有的患者还置换了人工肛门。

饮食术 51　无须结肠镜，CT 安全负担轻
不用内镜的安全检查方法已经登场

大多数女性非常担心的乳腺癌，按照发病部位的排行来看，发病率高居首位，但死亡率是第 5 位。按照不同部位的癌症死亡率来看，女性结肠癌的死亡率占据首位。也就是说，要想让当代

女性长寿，结肠癌的早期发现是必不可少的。

在我的患者中，每年都有 1～2 名女性患者因结肠癌去世，她们都拒绝做肠镜检查，而未能早期发现病症。

当然其中有各种各样的理由。

有一位女性是因为过去曾经在其他医院接受过内镜检查，那次检查非常痛苦，给她造成了严重的心理阴影。

检查前，要把泻药溶在水里，然后喝下接近 2 升的泻药溶液。有的人怎么也喝不下去。

另外，还有的人觉得从肛门插入镜头非常难为情，接受不了。

再加上前面提到的技术拙劣的医生，不仅令患者在检查时非常痛苦，还有可能造成肠穿孔。特别是在患者的结肠里有一些叫作"憩室"的、类似口袋的囊状物存在时，更容易发生事故。

不过，最近对这些拒绝肠镜检查的人来说，传来了一个特大喜讯。更为简便易行的"结肠 CT 检查"已成为可能。

结肠 CT 检查是用气体使结肠膨胀，然后用 CT 拍摄结肠内部情况。时间大概 10～15 分钟，很快就结束。检查前需要服用的泻药也和普通药一样，而且没有肠穿孔危险。很多人觉得"如果是这样检查的话，我也想做一下"，这种检查在女性中特别有人气。

不过，结肠 CT 检查有个唯一的缺点，它不能像内镜检查那样发现病灶后能当场切除。虽然如此，接受这个检查也可以早期发现结肠癌。如果您不喜欢内镜检查的话，请找一找可以做这样检查的医院吧！

饮食术 52　钡餐检查对胃癌早期确诊没有意义

胃癌、食管癌使用内镜可早期发现

过去，曾经普遍认为"因为胃里有强酸，所以细菌无法生存"。

1983 年，经澳大利亚的巴里·马歇尔（Barry J. Marshall）教授等研究发现：幽门螺杆菌（Helicobacter pylori，Hp）附着于胃黏膜才是造成慢性胃炎、胃溃疡的原因。此成果一经发表，全世界医疗相关人士都为之震惊。因为大家终于知道了，胃溃疡不是由于精神压力，而是感染引起的。

马歇尔教授亲自喝下幽门螺杆菌，以此证明了幽门螺杆菌引起胃炎的事实。

而且，之后又相继证实，这些细菌也是导致胃癌的原因之一。2005 年，针对这一发现，马歇尔获得了诺贝尔奖。

日本曾是在先进国家中幽门螺杆菌感染率较高的国家，同时胃癌发病率和死亡率较高。不过，现在已经实现了通过药物祛除幽门螺杆菌。随之，日本的胃癌患者也将会减少吧！

即使如此，胃癌仍然属于主要癌症之一，因此，一定要接受胃镜检查。如果接受这个检查，往往还可以早期发现预后不良的食管癌。

相反，钡餐检查则极其没有意义，对于早期胃癌根本无法发现，如果发现有可疑的状况，还得接受内镜检查。而且，钡餐检查对胃部的辐射也很严重。

既然如此，不如一开始就直接接受内镜检查，这样更高效！

不过，内镜检查有时会造成胃穿孔出血，所以须请经验丰富、技术纯熟的医生操作。

饮食术 53　腹部超声检查靠不住
让可怕的胰腺癌早期发现的可靠办法

患病人数并不多，但死亡率非常高的癌症是胰腺癌。现在，越来越多的人开始了解这个癌症的可怕之处。

为了发现胰腺、胆管、肝脏、肾脏、卵巢等部位的癌症，传统的健康体检是做腹部超声检查。但是，画面非常不清晰，简直就像坏了的电视的画面那样，很难做到早期发现。

而且，根本无法把握隐藏在其他脏器后面的脏器情况。特别是胰腺癌这样的恶性癌症，用超声根本无法实现早期发现。可以说：越是不想漏掉的癌症，就越容易漏掉，这就是腹部超声检查。

我通过咨询放射科医生了解到，要想发现恶性程度很高的胰腺癌，最好接受使用造影剂的 CT 检查。因为这样做时，癌细胞吸收造影剂后，可以被拍得非常清楚，不容易漏掉。

不过，对造影剂过敏的人，也有可能发生重度休克。另外，造影剂对肾脏也有副作用（被称为造影剂肾病），所以糖尿病患者中肾功能差的人须注意。

不想使用造影剂的人，可以接受叫作 MRCP（magnetic resonance cholangiopancreatography，磁共振胰胆管成像）的检查。这个检查也可以有针对性地详细检查胰腺。

不管怎么说，通过腹部 CT 检查可以得到比超声检查精度更高的诊断。

饮食术 54　MRI 查乳腺癌
如果怀疑就去可以诊断的专科医生所在的医院

通过胸部的 CT 检查不仅可以发现肺癌，还可以发现乳腺癌。

不过，由于乳腺是特殊组织，所以通过胸部 CT 检查还无法做到完全彻底。据乳腺放射科医生说，乳腺癌是通过乳腺导管向远距离部位扩散的。女性如果担心有乳腺癌，请增加乳腺 MRI 检查。

MRI 叫作磁共振成像。检查时虽然声音很大，但不像乳腺 X 射线摄影（Mammography，俗称钼靶摄影）那样伴有疼痛和辐射。特别是最近使用的 MRI 机器精度非常高。

不过，如果怀疑患乳腺癌的话，最好能够进行会诊，建议去有放射科专科医生的医疗机构。

如前所述，乳腺癌是通过乳腺导管向远处扩散的。因此，对于乳腺癌首先要确诊，然后确认是否有转移的情况，最后才是去乳腺外科接受手术，这个流程非常重要。决定诊断和治疗方法最关键的医师不是外科医生，而是放射科医生。

遗憾的是，大部分医院都是接待其他医院转来或者经综合体检后介绍来、怀疑是乳腺癌的患者，这些患者常常会被马上分诊到乳腺外科。在那里，是由外科医生来进行判断，所以往往会出现"现在还不是十分明确，再观察半年吧"这样的结论。

但是，如果这个判断是错误的话，在观察的这半年期间，癌症有可能迅速扩散，导致治疗时为时已晚。

因此，在最初阶段，请放射科医生诊断是非常重要的。请您寻找具备确诊能力的医疗机构。

饮食术 55　通过肿瘤标志物发现前列腺癌
因为是"可治愈的癌症"，所以不必害怕检查

通过肿瘤标志物不一定能发现早期癌症。这项检查其实是在把握"癌症进展到什么程度"方面比较擅长。

但是，唯一例外的是，发现前列腺癌的"PSA"（前列腺特异性抗原）是可信的。

肿瘤标志物是只需采血的简单检查，所以我建议患者中凡是

超过 50 岁的男子，每年都做一次检查。于是，筛出了很多前列腺癌。我每年因为此病向十几位患者介绍，推荐他们去找治疗前列腺癌的名医。几乎所有的患者都没有动手术，而是通过放射疗法得到了治愈。

那位名医预测，"再过 20 年，前列腺癌将成为男性所患癌症的首位"。在男性中剧增的前列腺癌，其进展缓慢，是典型的"可治愈癌症"。男性过了 50 岁，一定要接受 PSA 检查。

这样预防，这样治疗！三大死因②：心肌梗死

案例 4　狭窄达 75% 后植入支架预防心梗（男性，68 岁）

D 先生每年都接受体检，除了代谢综合征外，没被指出过有其他异常。

我在患者的胸部 CT 申请上都会写上"请仔细检查冠状动脉"。所以，在他们返回的检查报告上都会有相关记载。

在过去每年的 CT 检查中，报告上都写着"冠状动脉未见钙化"。但是 2013 年加上了"冠状动脉出现钙化"的描述。这就意味着已经出现了心肌梗死的征兆。

凭我的经验，如果糖尿病患者的 CT 检查报告上写着上述语句，则其中 30% 的人心脏已经陷入了危险状态，余下的 70% 虽然暂时还没有问题，但是必须定期做冠状动脉 CT（参照 218 页）进行心脏血管方面的详细检查。

因此，我马上就请 D 先生接受了这个检查。

于是发现，2013 年检查时已经有一根冠状动脉有 50% 的狭窄。在这种情况下，还是让他"继续观察"。

但在 2018 年再次接受检查时发现，狭窄状态一下子发展为 75%，于是赶紧做了内科导管治疗。因为出现 75% 以上的狭窄后，由于血栓堵塞血管，会引起心肌梗死。

导管治疗，就是在血管的狭窄处用球囊扩张，然后再植入管状金属支架。如果是技术高超的医生做这样的微创手术，只需要 5～10 分钟就可以完成。D 先生也只用了 5 分钟就完成了血管支架的治疗，成功地扩张了血管，捡回了一条命。

饮食术 56　冠状动脉 CT 防"心梗"
过去难以想象的心脏血管，现在可以看见了

在美国，位居死因首位的不是癌症，而是心肌梗死。

心脏有 3 根被称作"冠状动脉"的大血管。无论哪一根发生堵塞，血流不畅通，那部分心肌都会坏死。如果出现坏死，就会伴有强烈的疼痛和痛苦，如果不立即抢救就会死亡。这就是心肌梗死发作。

在日本，心肌梗死的发病率也在日益增加，特别是糖尿病患者。我预感，心肌梗死即将超过癌症成为第一大死因。

心肌梗死是非常可怕的疾病，但是如果在血管堵塞 75% 的阶段进行预防治疗，即在堵塞的部分植入先前讲的叫作冠脉支架的金属器具来扩张血管的话，就没问题。

那么，要想了解"堵塞到了什么程度"，这就须接受冠状动脉 CT 检查。担心心脏有问题的人，请在接受健康体检时追加此项检查。

过去医生经常说，"心脏的血管（3 毫米粗），用 CT 无法显

影"。由于心脏持续在动，无论如何都无法清晰拍摄其影像。但是，随着技术的进步，摄影速度的提高，现在可以清晰地看到冠状动脉的狭窄状况。

经此项检查确诊为高风险状态时，可以做心脏导管检查术，在危险状态时，可以植入支架进行治疗。

不过，这项治疗跟医生的技术水平有很大关系。所以很有必要通过网络检索，找到临床经验丰富的医生。

首先要接受胸部 CT 检查，如果发现异常，再去接受这一冠状动脉 CT 检查。只要做好这样的检查，就可以避免因心肌梗死而丧命的悲剧。

当然，您也可以直接接受冠状动脉 CT 检查。比如糖尿病史在 10 年以上，LDL 胆固醇值较高等担心心肌梗死的人，还是做一次这样的检查比较好吧！

饮食术 57　有人"心梗"无察觉
糖尿病患者没有心绞痛的症状

据说，心肌梗死的发作是最痛苦、最可怕的。

在我还在医学院上学的时候，教循环系统的老师告诉我们，心肌梗死的痛苦，如果用什么来比喻的话，"就好像是自己的心脏被冰冷的铁手捏碎了一样"。无论是当时还是现在，"难受啊，救救我！"就这样抓着自己的胸口在救护车中死去的患者不计其数。

但是，糖尿病患者和高龄患者则不同，他们也许根本没有上述症状，就突然死去。

一般情况下，冠状动脉有某种程度的狭窄后，就会出现叫作"心绞痛"的胸口憋闷、疼痛的症状。在这个阶段去医院就诊，定期接受冠状动脉 CT 检查的话，就可以避免心肌梗死。

但是，如果有糖尿病的话，由于并发症导致的神经病变，患者感觉不到心绞痛的症状，从而最终发展为心肌梗死。老年人神经变得不敏感时，也会发生同样的情况。这叫作"无痛性心肌梗死"。

昨天还在电视节目中出现的知名人士，早上就因心肌梗死突然去世，我们经常会听到这样的报道。他们当中有很多人，就是因为糖尿病神经病变，根本没有发现心脏恶化到如此程度。

前面介绍的"案例 4"D 先生（217 页），他未曾自述有心绞痛的症状。如果他没有做胸部 CT 检查的话，也许会丧命吧！

饮食术 58　速降 LDL 药已问世
预计高脂血症和心肌梗死患病率将骤减

迄今为止，降低 LDL 胆固醇值的药物有瑞舒伐他汀钙片（商品名：可定，Crestor）、普伐他汀钠片（商品名：美百乐镇，Mevalotin）等他汀类药物，效果也还算不错。不过，最近迅速降低 LDL 胆固醇值的药物已经问世。是叫作"PCSK9 抑制剂"的免疫靶向抑制剂（单克隆抗体）。

提到免疫靶向抑制剂，很多人会联想到癌症的特效药——欧狄沃（OPDIVO）（一般名称为纳武单抗，Nivolumab）。但是现在针对各种疾病的免疫靶向抑制剂，其开发都取得了很大的进步。风湿病等结缔组织病、哮喘、银屑病等病，都可以通过免疫靶向抑制剂治疗。

其中一种，"依洛尤单抗（evolocumab）"（商品名：瑞百安，Repatha）具有降低 LDL 胆固醇值的效果，相关论述已在 2017 年的《柳叶刀》上发表[*98]。

依洛尤单抗每 2～4 周使用一次，药物是由患者自己注射。研究时调查对象超过 2.5 万人，该研究将其分为两组，每组各为约一半。其中一组使用依洛尤单抗，另外一组使用安慰剂。

于是发现，使用依洛尤单抗的一组，LDL 胆固醇值出现大幅下降。具体来说，13% 的人下降至 1.8mmol/L 以下，31% 的人下降至 1.3mmol/L 以下，而且竟然有 10% 的人下降至 0.5mmol/L 以下。LDL 胆固醇的标准值为 3.6mmol/L 以下，所以其效果显而易见。

最初也有这样的疑问："降这么低没问题吗？"但该试验的结果表明降到这种程度也几乎没有任何副作用，而且有效地降低了患心肌梗死的风险。

因此，2018 年 11 月在芝加哥召开的学术会议上，美国心脏病协会提出，糖尿病患者以及胆固醇值高的人，当已经有冠心病并处于危险状态时，应将 LDL 胆固醇值降至 1.8mmol/L 以下，并将此极低的数值作为目标[*99]。

当今，使用依洛尤单抗大幅度降低胆固醇值已成为可能，因此血管疾病（心肌梗死、脑梗死）的治疗将发生巨大变化，至少心肌梗死的患病率会大大降低。

饮食术 59　抗动脉硬化药已问世
正迈向能治疗生活习惯病的时代

迄今为止，可引起心肌梗死、脑梗死等重大疾病的动脉硬化，被认为是不治之症。但是，现已查明，动脉硬化的原因是慢性血管炎症。因此，只要最大限度地控制血管炎症，治疗动脉硬化就将成为可能。这种思路在医疗工作者中已得到广泛认可。

如果能够治疗动脉硬化，那就能预防心肌梗死、脑卒中等疾病。这一观点已被证实，研究结果已在 2017 年的《新英格兰医学杂志》上发表[*100]。具体是将叫作"卡那单抗（canakinumab）"（商品名：易来力，Ilaris）的药物，每 3 个月给某位心肌梗死患者注射一次。这项研究显示出它有预防心肌梗死复发、脑梗死并发症的功效。

研究将调查对象分为以下 4 组，进行了历时 48 个月的用药观察，分别为：卡那单抗给药量 50 毫克、150 毫克、300 毫克组，以及使用安慰剂组。结果显示，LDL 胆固醇值、HDL 胆固醇值、甘油三酯值都未出现较大变化。但测定炎症的"高敏 CRP"数值却在 3 个月后有了巨大改善。

如图 5-2 显示，给药量越大，改善效果越佳。通过此抗炎症功效，有望抑制心肌梗死和脑梗死的恶化，进而能避免患者死亡。

迄今为止，一直被公认的"动脉硬化无法医治"，目前已经有了被推翻的可能性。

高敏CRP值的变化轨迹

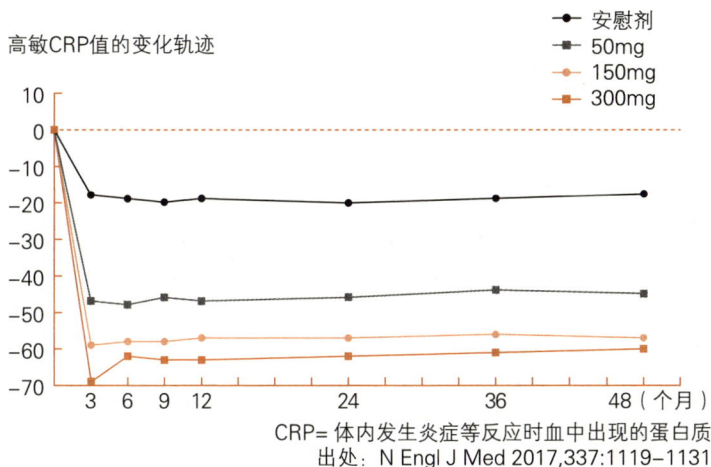

CRP= 体内发生炎症等反应时血中出现的蛋白质
出处：N Engl J Med 2017,337:1119-1131

图 5-2　当今时代，动脉硬化也可以通过服药治疗

这样预防、这样治疗！三大死因③：脑卒中

案例 5　没想到有脑梗死的痕迹（女性，56 岁）

E 女士在最近一次公司组织的健康体检中，被怀疑有糖尿病，于是就来我的诊所就诊。

我说："担心您还有糖尿病以外的病症，所以请您接受多种检查。"听了这些话，她看上去很吃惊。

接受脑部 MRI 检查后，E 女士被诊断为"腔隙性梗死"。所谓腔隙性梗死，就是有非常小的梗死痕迹。糖尿病患者中，有 20% 的人有这样的症状。

而且，有这个症状的人将来发生更大程度梗死的风险非常高。

因此，我请 E 女士口服"拜阿司匹林（阿司匹林肠溶片）"，此药可以降低血液黏稠度，不易形成血栓。关于其预防脑梗死的功效已被医学研究证实。

"如果我不来大夫您这儿看病的话，根本就不会想过要去做脑部 MRI 检查，如果那样的话或许现在后果会非常严重呢！"

E 女士松了一口气。

饮食术 *60* MRI 查血栓

脑血管病后遗症非常痛苦

1980 年之前，脑卒中在日本人的死因中占据首位，现在已经被癌症、心肌梗死、肺炎超过了。但是，目前此病患者人数仍然非常多。即使捡回一条命，也会被后遗症所折磨，所以绝对不可以轻视。

前面也曾介绍过，2013 年筑波大学的研究团队（参照 82 页）对大约 8.2 万名日本人进行了历时 11 年的调查。其中有脑卒中患者 3192 人（包括脑梗死 1939 人、脑出血 894 人、蛛网膜下腔出血 348 人），而心肌梗死仅有 610 人。也就是说，脑卒中的发病率比心肌梗死高出 5 倍以上。

但是通过脑部 MRI 检查及时掌握血管状态，发现问题并及时接受适当治疗，就可以在病情较轻的情况下排除危险，避免造成严重后果。MRI 检查既可以发现脑肿瘤，又可以查看痴呆症的进展程度。过了 50 岁以后，希望您每年都做这项检查。

饮食术 *61* 蛛网膜下腔出血，年轻群体须警觉

能够恢复的仅占 1/3，早期发现可以避免破裂

正如"案例 5"中的 E 女士一样，可以通过 MRI 检查发现自己意想不到的脑部血管异常。

脑动脉瘤也是其中之一。脑动脉瘤，正如疾病的名称所示，是脑部动脉的某处形成异常膨出。脑动脉瘤的可怕之处在于，一旦破裂，充血会蔓延至蛛网膜内侧。这就是所谓的蛛网膜下腔出血。

刚才我们也介绍过，对大约 8.2 万人的调查研究显示，在 11 年间，蛛网膜下腔出血者达 348 人，这个数字很惊人。

相对而言，该病在年轻人中亦有发生，并逐渐变为猝死的重大原因。

脑动脉瘤在破裂之前，不痛不痒，因此，自己很难发觉，但在突然某一天破裂时，患者会出现像棍棒击中头部一样的头痛、恶心。此病首次发作的死亡率很高，而且还有后遗症，所以治愈后重返社会者，仅占 1/3 左右。

但是，如果通过 MRI 检查出脑动脉瘤的话，是可以提前预防的。既往的做法是开颅手术，将动脉瘤根部用夹子夹住，这是一个大型的外科手术。但是现在不同，可以通过更简便的治疗来防止破裂。只需从大腿根部动脉插入导管，在动脉瘤处埋下一个弹簧圈就可以。

这样预防、这样治疗！痴呆症

案例 6　立刻击退眼前的痴呆（男性，76 岁）

F 先生 71 岁时做了脑部 MRI 检查，当时得到了令人震惊的结果：他已经出现了痴呆症征兆。

脑部 MRI 检查结合最新软件后，可以进行叫作 "VSRAD 分析" 的检查，以确认海马的萎缩程度。其结果分为以下几个等级。

> 0~1 级　相关区域内萎缩几乎未见。
>
> 1~2 级　相关区域内萎缩轻微可见。
>
> 2~3 级　相关区域内萎缩明显可见。
>
> 3 级以上 相关区域内的萎缩严重。

这里所说的 "相关区域" 指的是海马。大部分人的数值会小于 1，但 F 先生为 2.35，这个数值可以说是相当高的。

针对这个检查结果，我确立了以下治疗方针。

> 0～1级　无须担心痴呆症（阿尔兹海默病）。
>
> 1～2级　稍有危险。如有可能应服用具有预防作用的保健品。
>
> 2级以上　相当危险。建议去看痴呆症专科医生，确定是否服用预防痴呆症的药物。

F先生已经达到了2.35，所以我马上为他介绍了痴呆症治疗方面首屈一指的专家，并让他接受了各种检查。结果诊断为"现在还没有服用治疗药物的必要"。

但是，F先生本人和他夫人提出："如果在观察期间转为痴呆症的话就麻烦了，能否尽早实施预防措施？"在他们夫妇的强烈要求下，我请他服用叫作银杏叶提取物的保健品。

10年前就有相关学术论文发表，说银杏叶提取物具有预防痴呆症的功效[101]。我本人也一直在服用，所以向F先生推荐了。

于是，VSRAD分析的数值在第2年降至1.95，第3年降至1.78，3年后，竟然降到了0.81。

F先生现在也在继续服用银杏叶提取物，过着远离痴呆的幸福生活。

除F先生以外，还有很多患者通过服用银杏叶提取物改善了VSRAD数值，我也非常吃惊。

饮食术 62 如果对健忘很在意，就做"VSRAD 分析"

如果痴呆了，会连健忘都发现不了

虽然在很多医疗机构都可以做脑部 MRI 检查，但是要想检查海马的萎缩程度，就必须进行 VSRAD 分析。担心得痴呆的人，最好事先确认一下这个分析能否做成，然后再去检查。

若 VSRAD 分析结果超过 2（等于海马萎缩明显可见），请务必去专科医院就诊。现在，预防痴呆症的药物已有 4 种。另外，在专业医生那里，不仅会给患者开药，还会给予改善认知功能方法的指导。

重要的是，不要磨磨蹭蹭地犹豫"去哪个医院好呢？不知道呀"，您可以直接去经常就诊的医生那里询问，"最近我健忘很严重，想仔细检查一下，请您给我写一封介绍信（译者注：在日本，到大医院治疗须由就近诊所或一直就医的诊所医生出具介绍信）。"如果真的痴呆了，那会连自己健忘都发现不了。请您千万记住，如果到了那个程度的话，就无计可施，为时已晚了！

从控制血糖值开始，成就健康体魄

这样预防，这样治疗！可以吃的保健品

饮食术 63　选保健品靠"智慧"
要注意已被证明"无效"的商品

如何对待市面上种类繁多的保健品，正是考验您智慧的时候。保健品中，有像银杏叶提取物这样功效已被确认的商品。

还有，辅酶 Q10 是"非常有效"的保健品。因为辅酶 Q10 原本就是作为心脏药物使用的成分。

如果认为市面上销售的维生素制剂也是一种保健品的话，它们的确也有一定的效果。因为它们非常接近药物。

在服用被认为有效的保健品时，确认药品有效成分量是十分必要的。一些廉价制品，虽然药粒大，但是其中所含的最重要的成分却很少。

当然，产品的制造过程必须是完全值得信赖的。特别要注意的是，不要觉得在电视上打广告的大企业就没问题。

与经过严格试验获得认可的医疗药品不同，市面上的保健品有很多是冒牌货。

特别是号称"对癌症有效"的产品就值得怀疑。癌症患者都抱有一线生机，希望抓到救命稻草，所以须冷静判断，这些商家正是抓住了患者这样的心理来做买卖。

比如，氨基葡糖（Glucosamine）、软骨素（Chondroitin）等，本书前面已经多次谈及。

2006 年在《新英格兰医学杂志》上发表了关于使用氨基葡糖和安慰剂对照实验的明确结果。安慰剂的疗效自不用说，氨基葡糖对治疗膝盖等关节病毫无效果[102]。

饮食术 64　鱼肝油制剂未过时
自古就被当作优良辅食所具有的潜藏威力

在序章中介绍的"波廷杰的猫"这个实验中，是把鱼肝油当作辅助食品来使用。如果没有鱼肝油的话，或许被喂食缺陷饲料的小猫咪们会更早死亡。另外，曾周游世界持续调查人们饮食生活习惯的普莱斯博士将鱼肝油用于患者的治疗。

鱼肝油是从鳕鱼、鲨鱼等鱼的肝脏中提取的液体脂肪，富含维生素 A、维生素 D、矿物质等优质成分。60 多岁的人一定还记得儿时父母曾经给自己喂过。

无论是肉、鱼还是蔬菜，在加热的过程中维生素和矿物质都会有很大程度的流失，鱼肝油可以为我们补充这些营养。可以说，鱼肝油为维持现代人的健康做出了贡献，是既古老又新鲜的元素。即使是现在，市面上也会有滴剂、片剂，您不妨试试。

饮食术 65　维生素 D 或可防癌
不过，由于是脂溶性，所以过量服用很危险

日本国立癌症研究中心、保健所的研究团队研究了血液中维生素的浓度和患癌症风险之间的关系，其研究成果发表在《英国医学杂志》[103]。

该调查从 1990 年开始，接受了全日本 8 个县（岩手县、秋田县、长野县、茨城县、新潟县、高知县、长崎县、冲绳县）40～69 岁的居民男女共 3.4 万人所提供的血液样本，之后至 2009 年为止，进行了持续的追踪调查。

大约 4500 人被测量了血液中维生素 D 的浓度，并且这些人的数据被分为 4 个小组进行研究。

结果显示，血液中维生素 D 浓度最低的小组比其他小组的癌症患病率高。

最低小组和最高的小组相比，除白血病和甲状腺癌以外的多种癌症，后者发病率更低。

其中最为显著的是肝癌。另外，肺癌、乳腺癌、前列腺癌、淋巴瘤、胆囊癌等，也都呈现出较低的发病率。

由此可见，血液中维生素 D 的浓度能保持在一定水平的话，对预防癌症是有益的。

富含维生素 D 的食品有青花鱼、鲑鱼、金枪鱼等脂肪多的鱼，还有牛肝、坚果类等。

但是，人们能从食品中摄取的量是很有限的。因此，我们可以借助于保健品。

　　不过，维生素 D 不同于水溶性的维生素 C 和 B 族维生素，它属于脂溶性物质，所以无法从尿液中排出。如果过度摄取有可能造成高钙血症、肾结石等疾病，因此，在使用时要多加注意。

　　维生素 D 每天的摄取量上限为 4000IU。因此，50 岁以下时可摄取上限的 1/10，也就是每天 400IU 左右，应以此为参照标准。50 岁以上者可增加一倍，每天摄取 800IU。人过五十，特别是女性，患骨质疏松症的危险增大，通过补充维生素 D 可以促进钙质的吸收。

这样预防，这样治疗！实现健康长寿的智慧

饮食术 66　糖尿病先选医生

即使降低 HbA1c 值，也不能治好肾病

在诊断糖尿病时会使用 HbA1c 值，这一点相信您早就知道了吧！通过 HbA1c 值，可以了解近 1~2 个月血糖值的变化状况。几乎所有患者和医生都认为，只要降低 HbA1c 值、控制血糖就可以治疗糖尿病。但这个想法大错特错。

治疗糖尿病最重要的是防止肾脏并发症的恶化，绝对要尽力避免血液透析。因此，了解并发症进展程度的检查才是应该优先考虑的，但有很多医生却只是一味地考虑降低 HbA1c 值，这实在是令人不安。结果造成每年有 1.6 万名糖尿病患者进行人工透析。

人工透析每周 3 次，1 次治疗 4 个小时，中途不能休息，需要进行连续操作。如果停止透析治疗的话就一定会丧命。

身在一线的职场人士有可能因此无法继续工作。在日本，可从国家获得一级伤残证书（不过按照年龄和收入有一定条件），每年所需的 500 万 ~ 600 万日元医疗费可以全部免除。由此可见

该病有多么严重。

为了避免人工透析，必须检测尿微量白蛋白值，检查 HbA1c 值完全不起作用。糖尿病协会、医师会、内科学会，都大力推荐糖尿病患者一定要做尿微量白蛋白检查。

但是，很多医生（据调查，占 75%）并不测定尿微量白蛋白值，还说"关于肾脏的问题检查了血肌酐，没问题"。但是，如果血肌酐数值出现异常的话，那时的尿微量白蛋白数值已经相当恶劣。以我的经验，大概会超过 2000。如果血肌酐异常的话，大概 2 年后就需要透析[*104]。

尿微量白蛋白的正常值为 18 以下。随着肾功能降低，这一数值会逐渐增高。如果超过 300 就是肾病 4 级（糖尿病肾病第 3 期），处于非常危险的状态（详细内容请参照本人著作《糖尿病的存与亡》日文名："糖尿病で死ぬ人、生ける人"）。

一直到 10 年前左右，糖尿病专科医生都把尿微量白蛋白值超过 300 的人视为"不可逆转"，认为他们几年后一定会做血液透析，处于"不可救药的状态"。但是现在已经有了很好的药物。通过降压药替米沙坦（Telmisartan）、阿折地平（商品名：Calblock）、安体舒通（Aldactone-A）等的联合用药，已经可以治疗尿微量白蛋白在 3000 左右的患者了。

图 5-3 是我门诊患者的数据。这位 52 岁的女性尿微量白蛋白值达到了 2071.0，但在 1 年后下降至 28.9。另一位 70 岁男性的病例显示，他在 2013 年被某大学医院教授告知"已经需要透析"，于是急急忙忙来到我的诊所。当时他的尿微量白蛋白值是 981.0。但持续治疗后，在 2018 年下降至 1.5，当然，他也没有透析。

各位须牢记的是，无论 HbA1c 值控制得多么低，肾病都不

第 5 章
活到 100 岁的方法　235

会被治好。糖尿病肾病的治疗需要患者本身具有"选择医生的意识",这一点越来越重要。如果尿微量白蛋白值超过 300 的话,就应该去肾脏内科就诊。

> 当尿微量白蛋白值（正常值 18 以下）超过 300 时就必须透析。这是糖尿病专业医生的常识,但是……

尿微量白蛋白值的变化轨迹

接受治疗的 52 岁（女性）的变化轨迹

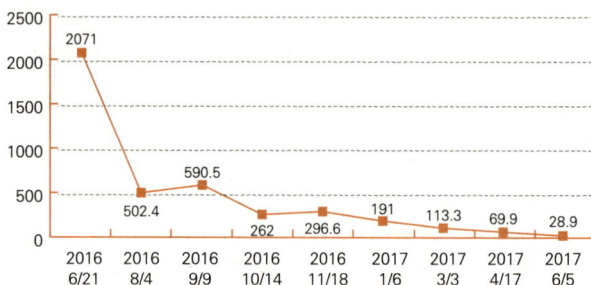

接受治疗的 70 岁（男性）的变化轨迹

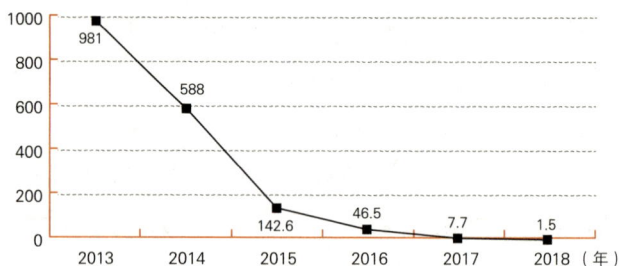

图 5-3　医生水平的高低决定能否避免透析

饮食术 67　痛风"体质"比饮食关系更大
九成为男性，饮食影响仅占二成

　　痛风是尿酸结晶后蓄积在足大指根部，造成肿胀和剧痛的疾病，患者大多数为男性，女性仅占 1%。这是因为女性激素具有促进肾脏排出尿酸的功能。绝经后的女性尿酸值有上升倾向，即使这样也几乎不会患痛风。

　　使尿酸值上升的原因，多数人认为是喝了啤酒，吃了动物内脏、蛋白质等含"嘌呤"较多的东西。另外，吃蔬菜、海藻等碱性食物，也有一定的改善效果。但是，尿酸 80% 以上是体内形成的，饮食的影响只占不到 20%。有些人原本就是尿酸值（标准值为 $415.8\,\mu\,mol/L$）容易升高的体质，即使在饮食方面十分注意，也有很多人会超过 $594\,\mu\,mol/L$。所以，痛风患者除了注意饮食，还要正确判断"是否要接受治疗"。

饮食术 68　"铁锅"烹饪改善贫血
男性贫血要特别注意

　　在健康体检的血液检查中，一定会检查是否有贫血。

　　特别是女性容易贫血，常常被告知要补铁。

而男性贫血较为罕见。

这是因为，男性贫血时，身体某部位出血的可能性极大。比如，胃、结肠等消化器官出现癌症时会造成贫血。

当然，女性也有同样的情况。出现贫血时，首先要去医院就诊，找出真正的原因非常重要。

在此基础上，还要多吃富含铁的食物。

成人一天所需的铁为 10 毫克。但是尚未绝经的女性因为生理期容易造成贫血，所以将 12 毫克作为参照标准更好。另外，在妊娠后期、哺乳期时，建议摄取 20 毫克。

在第 1 章中我也曾谈及，和菠菜等食物中所含的非血红素铁相比，肉类中含有的血红素铁吸收率更高。

另外，每天做菜时，使用铁锅也非常有效。越是花时间煮，越会从锅中溶出铁的成分。如果加上西红柿等富含酸的食材来煮菜的话，就更加容易溶出。

注意不要使用铝锅。和铁锅一样，如果用铝锅做菜的话，就会大量溶出铝。铁可以排出体外，而铝会滞留在体内。如果残留在体内的铝蓄积在脑中的话，会引起阿尔兹海默病。

关于这个因果关系，东京都神经科学综合研究所的川原正博先生进行了多年研究，他也在报告中阐述了它们之间有一定关系[105]。

饮食术 69　无痛注射降血糖
1 周 1 次的笔形针剂能否成为救世主

胰岛素是非常优秀的治疗药物，但是如果使用不当，有时会让我们陷入低血糖状态。

不过现在又出现了一种叫作"度易达（Trulicity）"（成分名：度拉糖肽，Dulaglutide）的药物，不是胰岛素，但是能够控制血糖。

它的外形像笔，用于皮下注射，只需要贴紧肚子或大腿处按一下就行，所以在日本使用它的人们给它起了一个昵称，叫作"贴按（ateos）"。我的患者们都交口称赞这个药，因为它可以使 HbA1c 值下降近 2%。

而且它还是一次性注射器，总而言之使用起来特别简单。

既没有疼痛，也不用担心低血糖。

因为针头藏在里面，外面看不到，所以也不会让人看着害怕。

而且，更方便的是，1 周只用 1 次就可以了。

希望大家能配合控制糖类的摄入，不断采用最新的治疗方法。

在这里，我介绍治疗糖尿病、胆固醇的划时代先进药物（220 页），并不是为了取悦制药公司。简便有效地改善糖尿病、心肌梗死的药物层出不穷，我只是想向大家传达——百岁长寿的时代已经到来，而且这些都是被医保认可适用的药物。

饮食术 70　面部按摩增皱纹
美容仪是制造皱纹的"胡闹"工具

在女性中，有很多人为了奖赏平日努力的自己，去美容院保养，并以此为乐。

不过，我建议把这些钱花在"好的食材"上。

在美容院，无一例外地会做面部按摩，也就是摩擦面部。而且有很多美容院是用力按摩。

但是，摩擦这一行为本身就会不断增加皱纹。

形成皱纹的最大原因是人类最大的敌人——AGE。而按摩会使这些皱纹加速生长，通过摩擦按揉您的皮肤，使面容变得越发衰老 [106]。

请您仔细想一想。脸上的皱纹，大多在眼角、嘴周围（法令纹）、额头、眉间等经常动的地方吧！

眼角是在人微笑或睁开眼睛时不断运动，嘴是在说话、吃东西时不断运动，因而这些部位容易产生皱纹。额头和眉间，是因为人们喜欢挑眉或皱眉而形成的皱纹，平时越喜欢挑眉或皱眉的人皱纹就越深。

年轻的时候，笑一笑，眼角的皱纹也只是暂时出现，然后就会恢复平整漂亮。但是，随着年龄的增加，肌肤的真皮层会不断积蓄 AGE，进而导致肌肤弹性下降。

在这样的状态下，如果再按摩的话，真皮的立体构造就会崩塌、凹陷，在皮肤表面刻上深深的皱纹。

当然，我并不认为美容师抱有恶意。大概是因为她们没有医学常识，自认为这样很好，实际上却做出了背道而驰的事情吧！

美容器具也是一样。最近特别流行滚轮式美容仪。

商品宣传者说，用这个工具可以纠正表情肌的变形，促进血液循环，以此来减少皱纹。但是从医学角度上来说，这并非事实。这种做法不仅不能减少皱纹，通过摩擦还有可能促进皱纹生长。

其实，也最好不要过分频繁地洗脸。

虽说如此，因为女性要化妆，所以不可能不洗脸。即使这样，我们都知道"洗脸时不能揉搓"，所以大家都在使用泡沫丰富的洗面奶，并且温柔清洗。

我们都知道要轻柔地洗脸，那么在洗脸之后又按摩，又用美容仪摩擦按揉皮肤，难道您不觉得非常矛盾吗？

请您千万铭刻在心！总而言之，如果不想增加皱纹的话，绝对不要摩擦皮肤。

结语

在信息相对贫乏的时代，人们得了病只能去附近的医院。如果被怀疑患上癌症等重大疾病，就会请医生写介绍信，转到大医院。但是，那也只不过是去当地的大学附属医院罢了。

也就是说，患者不能自由地选择医生和医疗机构。

现在则大不相同。在我的诊所，也经常会有新的患者打来电话预约就诊，据说他们有的是"看书知道的"，有的是"在网上查到的"，有的是"听别人介绍的"。还有的患者坐新干线从很远的地方来我的诊所就诊。

真是赶上了好时代！

无论是什么病，重要的是患者和医生间的契合。必须实现患者"我就想请这位医生为我看病"这样的就诊愿望。

以前高高在上的大医院也在不断地变化着，他们不再居高临下地与患者接触。

在美国，"医疗贵宾式分诊服务"引人注目。所谓"医疗贵宾式分诊服务"，就是把握每一位患者的不同情况，为他们介绍最适合的医生和治疗方法，以便让患者接受最符合自身的治疗。

我长期以来所做的事情，其实正是如此。我虽然是糖尿病的专科医生，但是我的脑子有一半是在考虑糖尿病以外的事情。因为我不仅想成为对患者来说最好的糖尿病医生，同时也想成为最好的医疗贵宾式分诊服务员。

写这本书的目的，并非想让大家看了我的书就来诊所就诊，而是一心想把这些想法传达给每一位读者。

威胁我们的病症有很多，这都是人类自身生活方式造成的。特别是饮食对我们的健康影响很大。很多人并没有掌握正确的知识。

与饮食有关的各种因素，以及食品行业中不愿公开的事实等造成了这种状况。关于这一点，在书中已经做了充分的阐述，在此不再赘述。

但是，我还想反复强调一点：

远离危险的食物，只有您才能保护好您和您珍爱的人，除了您没有别人！同时，吃什么、怎么吃，"饮食术"不同，身体状况也会完全不同。

衷心希望您能最大限度地用好这本书，并得到真正的健康！

出处

*1 N Engl J Med 1991;325:836-842

Science 1992;258:651-653

Lancet 1994;343:1519-1522

*2~4 《フッドトラップ（食物陷阱）》日经 BP Michael Moss
著 本间德子译 原书名：*Salt Sugar Fat: How the Food Giants Hooked Us* 中译本名：《盐糖脂：食品巨头是如何操纵我们的》

*5 《ヒトはなぜ太るのか？（人为什么会胖？）》Medical Tribune
Gary Taubes 著 太田喜义译 原书名：*Why We Get Fat: And What to Do About It*

*6 N Engl J Med 2011;364:2392-2404

*7 《日本农业新闻》2018 年 3 月 15 日新闻刊登

*8 Journal Data Filtered By: Selected JCR Year:2017 Selected Editions

*9 《饮食生活与身体的退化》恒志会 W. A. Price 著 片山恒夫译
原书名：*Nutrition and Physical Degeneration*

*10 Pottenger's CATS A SYUDY IN NUTRITION Francis M.

Pottenger, Jr., MD

*11《人体 600 万年史（上·下）》早川书房 Daniel E. Lieberman 著 盐原通绪译 原书名：*The Story of the Human Body* 中译本名:《人体的故事》

*12《日本食品成分表 2018 七订》医齿药出版 医齿药出版编

*13 据日本可口可乐公司主页

*14 Aging 2017;9:419

*15 Nutr Cancer 2005;53:65−72

*16 J Natl Cancer Inst 2004;96:1015−1022

*17 Diabet Med 1998;15:730−738

*18 日医新闻平成 24 年 2 月 20 日号

*19 独立行政法人 国民生活中心平成 29 年 8 月 3 日刊登发表资料

*20 Ann Rheum Dis. 2017;76:1862−1869

*21 FDA: Code of Federal Regulations−Title 21−Food and Drugs, U.S Food and Drug Administration(2016)Maryland

*22《德夫林生物化学》869

*23 N Engl J Med 2008;359:229−241

*24 N Engl J Med 2012;367:1373−1374

*25 Euro J Clin Nutr 1992;46;161

*26《坎贝尔史密斯图解生物化学》204

*27《美味礼赞——味觉的生理学》创元社 Brillat-Savarin 著 关根秀雄译 原书名：*Physiologie du gout* 中译本名:《厨房里的哲学家》

*28《德夫林生物化学》1075

*29《德夫林生物化学》1074−1075

*30 Lancet 2017;390:2050−2062

*31《德夫林生物化学》869

*32 FDA: Code of Federal Regulations−Title 21−Food and Drugs, U.S Food and Drug Administration(2016) Maryland

*33 Euro Heart J 2013;34:1225−1232

*34 *Lippincott's Illustrated Reviews: Biochemistry* 465

*35《代谢指南》技术评论社 霜田幸雄著 135

*36 AHA/ACC 2018 Cholesterol Clinical Practice Guidelines

*37 Lancet 2017;5:774

*38 日本肾脏学会编《基于证据的 CKD 诊疗指南 2018》东京医学社

*39 日本肾脏学会编《CKD 诊疗手册 2012》东京医学社 53

*40 *Brenner and Rector's The Kidney* Sixth Edition Saunders company 660

*41 日本透析医学会《2017 年末关于慢性透析患者的统计》

*42 United States Renal Data System "Prevalence of dialysis per million population, by country,2015"

*43 N Engl J Med 1982;307:652−659

*44 *Brenner and Rector's The Kidney* Sixth Edition Saunders company 660

*45 日本肾脏协会编《CKD 诊疗手册 2012》东京医学社 53

*46 J Nutr 1998;128:1051−1053

*47 Euro J Clin Nutr 2002;56:S42−52

*48 BMJ 2018;360:k322

*49 *Epigenetics of Aging and Longevity* Academic Press 2018

*50 Aging 2017;9:419

*51 Asia Pac J Cin Nutr 2011;20:603−612

*52《日本的长寿村与短寿村》太阳路，近藤正二著

*53 Diabetes Care 2017;40:1695−1702

*54 Br J Cancer 2004;90:128−134

*55《日本膳食纤维研究会志》2000,4,1−8

*56 Sci Transl Med.2017 Jun 14;9(394).

*57 J Nutr.2017 May;147(5):841−849

*58 Jan J Cancer Res 1993;84:594−600

*59 J Nutr. 2017 May;147(5):841−849

*60《日本食品保寸科学会志》1997;23:35−40。农畜产业振兴机
构"月报 蔬菜情报"2008（11）《蔬菜的时节和营养价值》

*61《种子危机》日本经济新闻出版社，野口勋著

*62 N Engl J Med 2014;371:601−611

*63 BMJ 2018;360:k671

*64 Diabet Med 1998;15:730−738

*65 "Organic Valley European−Style Cultured Butter"（Organic
Valley 公司欧式发酵黄油）

*66 J Natl Cancer Inst 2003;95:906−913

*67 PLOS Med 2015;12(9):e1001878

*68《日本酿造协会志》1990,85,518−524

*69 N Engl J Med 2013;369:2001−2011

*70 N Engl J Med 2018;378:e34

*71 Archives of Internal Med 2010;170:821−827

*72 J Clin Oncol 2018;36:1112

*73 N Engl J Med 2013;368;1279−1290 但被指出数据交换规则越
　　出常轨，2018 年再次被检验。(N Engl J Med 2018;378:e34)

*74《营养学杂志》1993;51;251−258

*75 Am J Clin Nutr 2017;105:842

*76 Euro J Clin Nutr 1992;46:161−166

*77 Am J Clin Nutr 2017;105:842

*78《营养学杂志》1993;51;251−258

*79 JAMA Intern Med 2018;178:1086−1097

*80 Endocrine Journal 2009,56(3),459−468

*81 Lancet 2018;39:1513

*82 Lancet 2015;386:2145−2191

*83 2017 年　国立研究开发法人 医药基盘・健康・营养研究所的
　　报告

*84《日本的长寿村与短寿村》太阳路，近藤正二著

*85 BMJ 2012;344:e1454

*86 Diabetes Care 2017;40:1685−1694

*87 Nature Medicine 2019;25:165−175

*88 Am J Clin Nutr 2017;106:162−167

*89 Aging Clin Exp Res 2009;21:182−190

*90 J Am Geriatr Soc 2009;57:1874−1880

*91 J Gerontol A Biol Sci Med Sci 2007;72:427−433

*92 Am J Clin Nutr 2007;85:1236−1243

*93 Diabet Med 2013;30:1487−1494

*94 Diabetes Care 2017;40:1695−1702

*95 Obes Res Clin Pract 2014;8:e249−e257

*96 Am J Clin Nutr 2017 105:1351−1361

*97 Diabetes Care 2015;38:1820−1826

*98 Lancet 2017;390:1962−1971

*99 AHA/ACC 2018 Cholesterol Clinical Practice Guidelines

*100 N Engl J Med 2017,377:1119−1131

*101 Human Psychopharmacol. 2002,17:267−277

*102 N Engl J Med 2006;354:795−808

*103 BMJ 2018;360:k671

*104 日本肾脏协会编《CKD 诊疗手册 2012》东京医学社 32

*105 Bull. Inst. Public. Health, 42(4):1993；520（作为阿尔兹海默病危险因子的铝）

*106《皮肤护理科学化》南江堂，今山修平编

其他参考资料

《德夫林生物化学 原书7版》丸善出版 上代淑人/涩谷正史/井原康夫监译

Lippincott's Illustrated Reviews: Biochemistry 原书7版 丸善出版 石崎泰树/丸山敬监译

《坎贝尔史密斯图解生物化学》西村书店，Peter N. Campbell/Anthony D. Smith 著 佐藤敬/高垣启一译

Harper's Illustrated Biochemistry 原书30版 丸善出版 清水孝雄监译

《老化生物学》Medical·Science·International Roger B. McDonald 著，近藤祥司监译 原书名：*Biology of Aging* 中译本名:《衰老生物学》

《身体的生物化学 2版修订版》TAKARA BIO 田川邦夫著

《代谢指南》技术评论社 霜田幸雄著

《CKD诊疗手册2012》东京医学社 日本肾脏协会编

Salt Sugar Fat: How the Food Giants Hooked Us Michael Moss
（中译本名:《盐糖脂：食品巨头是如何操纵我们的》）

Nutrition and Physical Degeneration Weston A. Price, D. D. S.

《多伦多最棒医生亲授世界最新瘦身体质》Sunmark 出版
Jason Fung 著 多贺谷正子译 原书名：*The Obesity Code*

《果糖中毒》钻石社 Robert H. Lustig 著 中里京子译 原书名：*Fat Chance: The bitter truth about sugar*

《为了不因饮食而丧命》（食材分类篇、病症分类篇）NHK
出版 Michael Greger/Gene Stone 著 神崎朗子译 原书名：*How Not to Die/How Not to Die Cookbook* 中译本名:《救命！逆转和预防致命疾病的科学饮食》《救命食谱：逆转和预防致命疾病的科学饮食》

《瘦身的科学》白扬社，Tim Spector 著，熊谷玲美译 原书名：*The Diet Myth: The Real Science Behind What We Eat* 中译本名:《饮食的迷思：关于营养、健康和遗传的科学真相》

《损害身体的 10 大食品添加剂》幻冬社 渡边雄二著

《健康食品笔记》岩波书店 濑川至朗著

《日本的长寿村与短寿村》太阳路 近藤正二著

《日本食品成分表 2018 七订》医齿药出版 医齿药出版编

《健康体检 90% 是错的》幻冬舍新书 牧田善二著

（以上顺序不分先后）

本书中的营养成分及热量的摄取量等数据，除特殊标明出处外，均使用日本厚生劳动省的《日本人的饮食摄取基准》（2015年版），使用的是日本成人的数据。另外，本书中介绍的食品成分含量，除特殊标明出处外，均使用《日本食品标准成分表》（2018年版）。

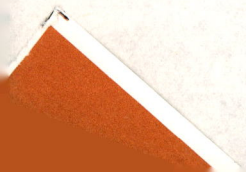